施仁潮◎著

施仁潮 说

# 中医膏方 200首

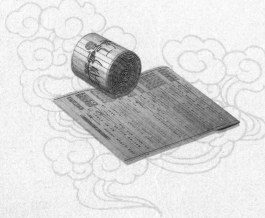

中国健康传媒集团

中国医药科技出版社

**图书在版编目（CIP）数据**

施仁潮说中医膏方200首 / 施仁潮著 . —北京：中国医药科技出版社，
2019.10

ISBN 978-7-5214-1416-5

Ⅰ. ①施⋯ Ⅱ. ①施⋯ Ⅲ. ①膏剂—方书—中国 Ⅳ. ①R289.6

中国版本图书馆CIP数据核字（2019）第219765号

美术编辑 陈君杞
版式设计 南博文化

出版 **中国健康传媒集团** ｜ 中国医药科技出版社
地址 北京市海淀区文慧园北路甲22号
邮编 100082
电话 发行：010-62227427 邮购：010-62236938
网址 www.cmstp.com
规格 710×1000mm $\frac{1}{16}$
印张 14 $\frac{1}{4}$
字数 209千字
版次 2019年10月第1版
印次 2022年12月第2次印刷
印刷 三河市万龙印装有限公司
经销 全国各地新华书店
书号 ISBN 978-7-5214-1416-5
定价 **45.00 元**

获取新书信息、投稿、
为图书纠错，请扫码
联系我们。

《黄帝内经》提倡"未病先防"的医学理念，说"圣人不治已病治未病，不治已乱治未乱"。中医强调"治未病"，其着眼点是基于个体体质类型的精准辨识，通过调体养生、调体阻截病传等手段，达到未病先防、既病防变的目的。

膏方俗称"膏滋药"，具有滋补强身、抗衰延年、治病纠偏等多种作用。膏方的治则立法不应限于补，应于补中寓调，调补兼施。冬令进补以中老年病、慢性病、手术后调养等居多，常见阴虚、阳虚、气虚、血虚、痰湿、气滞、血瘀等多种病理性体质，要仔细辨证。立法处方应掌握两个要点：第一，平衡是中医养生和治病的主要思想，要注意调理人体脏腑、阴阳、气血各方面的不足，达到新的动态平衡，遣方用药皆具规范；第二，重视脾胃健运之理，要顾护中焦气机升降有序，防胶类药滋腻碍胃。

施仁潮主任，主任中医师，硕士生导师，从事文献研究和临床工作40余年，师从牟允方、潘澄濂，先后参加《医方类聚》校点与整理，以及《丹溪医集》《王肯堂医药全书》《王孟英医药全书》《张山雷医案》《中医临床家潘澄濂》等医书的整理研究工作，取得30余项科技成果奖，对名医朱丹溪、王孟英尤有研究，著有《丹溪医书集成》《名医朱丹溪论治痿痹的经验》《温病贯注集》《膏方宝典》《施仁潮说中医经典名方100首》等。临床擅长痛风、类风湿关节炎、强直性脊柱炎、慢性萎缩性胃炎、溃疡性结肠炎等病的治疗，对妇儿科疾病也均有研究。尤其对膏方，施主任更有深入研究，曾在《中国中医药报》《上海一周》开设膏方专栏，先后赴全国各地开展开膏方、熬膏方技术培训，曾被《钱江晚报》评为"最受欢迎的膏方专家"，被中华中医药学会聘为"胶类中药与膏方临床应用指导老师"。日前，有幸读到了他的新作《施仁潮说中医膏方200首》书稿，细读后为施仁潮主任的努力感到钦佩，从中我也学到了不少很好的经验。

中医历史悠久，膏方源远流长散在于古今医著中，被大众所熟用的较少，更多的是未被发现和利用的部分，甚为可惜。施仁潮主任怀着振兴中医之诚心，不惧辛劳，努力发掘，精心梳理，著成这本专著，实为可贵。本书第一部分"古今效验方"，收录了古今医家经验膏方，类归为养老延寿、养血补虚、养阴补液润燥、温阳祛寒、明目养肝调肝、补肺治咳喘等，尚有妇科儿科之膏方。其中有宋代《太平圣惠方》的神仙凝雪膏，明代张景岳的两仪膏，清代薛生白的滋荣养液膏，现代潘澄濂、杨继荪、钟·棠等名医的膏方等，每一方均有配方与功效详细介绍，并有识方心得和医论及医案，均有助于学习和理解。

膏方既可用于慢性病调治，疾病康复中的调治，更可用于"治未病"。随着社会的发展，卫生知识的普及，冬季膏方进补已较为普遍，更应慎重处方用药。《施仁潮说中医膏方200首》对指导临床医师有很好的实用价值，乐为序。

国医大师 葛琳仪

己亥年夏

认识施仁潮主任，是在1997年的春天。当时寿仙谷刚刚研制成功一款灵芝孢子粉类产品，药理药效试验已经完成，我去浙江省中医药研究院做临床研究，恰逢施主任在，我们就聊了起来。

这一聊就是20多年。

1997年当年，施主任即组织《中国中医药报》浙江站记者、通讯员到寿仙谷公司参观考察，用他自己的话说就是"您说了不算，看过了才放心"。

随后，施主任就成了寿仙谷的常客和家人：参与了寿仙谷牌破壁灵芝孢子粉的临床案例研究和公司承担的国家"慢病防治健康行"大型公益活动；开设"老中医施"微信公众号，围绕中医养生祛病保健，对铁皮石斛、西红花、破壁灵芝孢子粉等进行功效主治、服用方法科普宣讲，不遗余力地推介公司全产链质量保证体系和"安全、稳定、高效、可控"的产品质量，促进大众对寿仙谷产品的了解和应用；2007年，同我一起编写出版了《膏方宝典》一书。

施仁潮主任长年从事中医临床、科研、教学和宣传工作，浸淫岐黄之术四十余年。对朱丹溪、王肯堂、王孟英、张山雷的医学研究，对《医方类聚》整理校点，利在千秋；编写的《药食同源》《补品经典》《补药吃对才健康》造福百姓，功在当代。做学术，搞科普，传播中医知识，让大众感悟中医、享受中医，功德无量。成果国家认定，著作彰显大才。

改革开放成就寿仙谷。我们从1996年重点研究名贵珍稀中药材新品种选育、仿野生有机栽培和炮制工艺、新产品开发以来，先后完成了"灵芝孢子破壁新工艺研究与开发""铁皮石斛新品种选育及有机栽培技术研究"

等40多项国家、省部级重点科研项目，成功研发出了"仙芝1号""仙芝2号""仙斛1号""仙斛2号""仙斛3号"等优良新品种，领衔"中医药－灵芝"及"中医药－铁皮石斛"ISO国际标准制定。在企业成长的过程中，我们得到了国内外中医药领域专家们的大力支持和帮助，施仁潮主任充分见证了寿仙谷的科技创新与发展。

喜闻"施仁潮说"系列丛书推出，第一册《施仁潮说中医经典名方100首》荟萃名家医论验案，抒发作者临床感悟。第二册《施仁潮说中医膏方200首》介绍古今膏方效验方，融汇上百医家膏方实例，作深入阐述。施仁潮说，还会有第三种、第四种，要在有生之年，不断丰富"施仁潮说"话题，让"施仁潮说"成为中医人心中的精品，大众心中的服务品牌，为健康中国建设服务。

施主任率真为人，倾心做事，敏于言又捷于行，学于古而不泥于古，诊治示术精，著作吐精髓，为人真性情。《施仁潮说中医膏方200首》值得期待，特为之序。

寿仙谷　李明焱
2019年7月

中医膏方现在已经是很普及的话题了：看中医，吃中药，往往会想到膏方调补。但往前推10年，可能知道的就不多了；前推20年，那连临床医师知晓的也不多。

我第一次接触膏方是在1976年。那年学校毕业后，我进入浙江省中医研究所（浙江省中医药研究院前身）工作，跟随潘澄濂所长，一边出门诊，一边整理中医文献。潘师系全国著名中医，擅长肝病、温热病的治疗，创有治疗慢性支气管炎、支气管扩张症咯血的敛肺止血膏，用于肺脾气虚证、肺阴亏虚证、肺肾虚亏证。潘师诊治时，我陪伴其侧，帮助抄方，这使我对膏方有了初步的认知。在中医文献整理中，最大的工作量来自《医方类聚》，该书950余万字，荟萃明朝以前中医方剂文献，涵盖包括膏方在内的大量医方资料，此项工作使我对膏方有了进一步的了解。

当然，我在临床真正开膏方是在2002年进入杭州胡庆余堂门诊以后。胡庆余堂有140多年的历史，膏方应用源远流长，求膏方者来自全国各地。特别是每年立冬后，来开膏方的人络绎不绝。除了普通门诊，医馆还专门开设了膏方门诊，一天的膏方量最多可达百余料，这给了我大量开膏方的实践机会。与此同时，我受邀赴各地开展膏方推广活动，积累了上万个膏方医案。

2007年，我与寿仙谷公司李明焱研究员等编写了《膏方宝典》一书，于当年由人民卫生出版社出版，后于2015年围绕开膏方、熬膏方、吃膏方等相关内容，充实资料，修订再版。先后两版均多次印刷，产生了一定的影响力。该书有幸被中华中医药学会评为"建国以来优秀中医科普图书二等奖"。国家中医药文化建设与文化普及委员会专家温长路对本书赞扬道："中医的膏方，有雨露般的作用，是泽润人体的流膏，愈来愈受到人们的青睐。近年来，膏方之用陡然醒之，膏方之风蔚然兴之，膏方之师悄然幸之，膏方之论自然行之。《膏方宝典》一书，8年间出了2版、印了4次，除了能说明以上问题、证明膏方市场火热外，与这本书的科学性、实用性、有效性和受读者的欢迎程度是断然分不开的。"

2012年，金盾出版社约我写一本关于膏方科普的小书，于是有了《用好膏方》这个小册子，共5万字，列入由王陇德任总主编的健康系列丛书，使膏方知识得到进一步传播。许多患者就是通过上述两本书找到我的——因为认识了膏方，所以把自己的身体寄托给膏方。

近年来，在中华中医药学会、浙江省中医药学会的组织下，我在全国各地开展推广膏方活动，特别是2015年，在全省各个地区作专题讲座，辅导基层医生开好膏方。其间还受寿仙谷药业、东阿集团、国胶堂、四方药业、辅仁药业等单位的邀请，在全国各地开展膏方知识科普活动，对膏方的推广应用起到了推动作用。

本书的编写，是对古今膏方的一次系统整理，同时是对我本人多年膏方实践的一次总结。全书共搜集膏方198首，含古今名方、个人经验方等，共分三个部分：第一部分重点介绍集灵膏、琼玉膏、龟鹿二仙胶等古今效验方，并有案例佐证，其中包括了个人治案和用药体会；第二部分介绍慈禧、光绪用过的膏方，除了资生健脾膏、清热养肝和络膏、调肝和胃膏、润肺和肝膏、五味子膏列入第一部分外，其余的单独成章，命名为宫廷医案方；第三部分收录药典中载述的膏方，以及部分临床有一定影响力的膏方，命名为典籍集成方。如此编排，基本上涵盖了古今有影响力的膏方方剂，融会了上百古今医家的膏方实例，希望能为现今临床提供有益的指导。应该说明的是，为尊重历史原貌，本书辑录的慈禧、光绪医案，原部分医案未标明某年某月某日的，现仍延其旧，将未标明部分作"×"处理。又原书中的药物剂量为"钱""两"等的，按现代用药习惯核算为"g"，以方便使用。

在书稿即将付印之际，要感谢国医大师葛琳仪院长。葛院长是中医界的翘楚，对肺系疾病、脾胃病、内分泌疾病及疑难病、老年病均有深入研究。她热心中医教学，关爱中医后学。当我交上书稿请她写序时，没隔几天，葛老派学生送来了让我肃惧的序言。葛序从治未病、慢性病调治、疾病康复到平衡阴阳、重视脾胃、慎重处方用药皆有论述，强调膏方的作用和使用规范，这是老一辈医家对膏方应用发展的精心指点和方向把握。序中对我个人取得的成果罗列、对书稿内容的评述，是对后学的鼓励，也给了我继续努力的动力。

还要特别感谢寿仙谷李明焱董事长。李明焱与他的团队经过数十年的艰辛努力，取得了数十项研究成果，为中医临床提供了破壁灵芝孢子粉、鲜铁皮石斛等优质产品。特别是我参与了寿仙谷牌破壁灵芝孢子粉的临床案例搜集研究，参与国家"慢病防治健康行"大型公益活动后，对其产品有了更深入的了解。譬如灵芝孢子粉，寿仙谷育成了"仙芝1号""仙芝2号"灵芝优良新品种，采用独有的去杂去瘪，超音速低温气流破壁、去壁等发明专利技术，大幅度提升了灵芝孢子多糖、三萜等有效成分，确保了产品的安全有效、稳定可控，使得临床疗效有了保证。感谢李明焱董事长为本丛书撰写了总序，讲述我们的认识机缘，讲述我们为中医药做出的共同努力；期待系列书稿的不断推出，期待此书成为品牌好书。做药致力于出好药，写书致力于出好书。希望我能与李明焱董事长一道，共同为中医药事业的发展尽微薄之力！

施仁潮

2019年9月

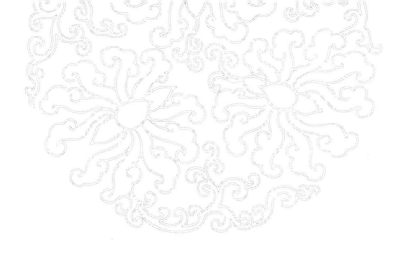

# 古今效验方

　　本章共搜集古今效验方61首，包括了古今医家的应用经验，历代医著载录的医案实录，同时收录我本人的临床经验膏方。余从医40余年，说膏方，用膏方，积膏方医案上万例，有许多古今名方的验证体会。

　　这些效验方，有宋代《太平圣惠方》的神仙凝雪膏、元代《十药神书》的润肺膏、明代《体仁汇编》的乌须固本膏、清代《冯氏锦囊秘录》的人参固本膏，以及古人的琼玉膏、两仪膏、三才大补膏、龟鹿二仙膏，今人的慢性咳喘膏、敛肺止血膏、补益脾肾膏、滋补下元膏等。

　　书中对这些效验方作了初步归类，分为养老延寿5首、妇科儿科6首、祛斑祛痘美肤乌发4首、补气救急3首、养血补虚4首、养阴补液润燥6首、温阳祛寒3首、健脑明目3首、养肝调肝3首、养心安神4首、健脾益胃通便5首、补肺治咳喘止血6首、补肾益精3首、降脂降压降血糖4首、祛风止痛3首。

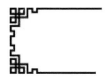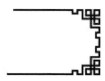

# 养老◎延寿

## 集灵膏

2014年3月13日，63岁的周先生寻余开膏方。患者高血压，早在2011
因面部红斑、皮肤瘙痒服过膏方。膏方用的是四妙散与知柏地黄丸合方，
加用了天冬、麦冬、玄参、西洋参、铁皮石斛、西红花、乌梢蛇、鳖甲胶、
龟甲胶等，重在清利湿热，养阴降火。周先生说，那年吃了膏方后，瘙痒
消除，红斑消失，火气没了。这些年一直想再吃，但生活在外地，经常错
过机会。他常熬夜，多应酬，易疲劳，肩颈酸，腰背痛，两手发麻，口干，
烦热，大便干涩，性功能差，舌红，苔薄腻，脉弦细。余从精气亏虚、脏
腑功能亏损着眼，立法补肾益精、润养心肺，以集灵膏为主方。

### 配方与功效

集灵膏是中医传统膏方，出自宋代骆龙吉的《内经拾遗方论》。

【组成】生地860g，熟地860g，人参500g，枸杞子500g，麦冬620g，天
冬250g，牛膝（酒蒸）250g；或加当归180g，茯神180g，黄芪250g，蜂蜜
随量。

【做法】上药除蜂蜜外，分别加水浸泡后煎煮，滤取煎液，共煎煮3次，
合并所有煎液，再以文火煎熬浓缩，至较黏稠时，入蜂蜜，煎熬至滴液成
珠，离火冷却，装瓶备用。

【服法】一日2次，每次1~2匙，用沸水或温酒冲服。

膏方中用了生地、熟地、人参、枸杞子、麦冬、天冬、牛膝等，功能
滋心润肺、益卫养荣，主治久嗽气血俱虚，不能送痰而出者。并用于形体
瘦弱，气短懒言，腰膝酸软，神疲无力，健忘，烦渴，遗精，阳痿，盗汗，
五心烦热，须发早白，牙齿不固，未老先衰者养生保健亦多用之。清代医
家王孟英的曾祖父王学权，著有《重庆堂随笔》一书。该书对集灵膏的补
益作用有高度评价：人年五十，阴气先衰，老人阴亏者多，集灵膏滋养真

阴，柔和筋骨，宜于服用。

识方心得

　　本方性偏凉润，偏于滋养肺肾阴精，宜于阴精不足者。年老者阴虚居多，血不足者，加用阿胶，有助养血；阴虚相火内动者，可加用龟甲胶；而于肺虚咯痰无力者，川贝、百合，乃至虫草均为得当之品。为了使膏方有较好的口感，方中可对证加用山药、大枣、莲子、龙眼肉等。

## 医论及医案

　　清代温病名家王孟英有大量医案存世，其中有多个应用集灵膏的案例，反映了医家对集灵膏的推崇。

　　案一：应氏妇，年逾四旬，难产后左目无光，火升心悸，诸治不效。予集灵膏合甘麦大枣汤，以峻滋肝肾之阴而愈。

　　案二：许兰屿妻，正月中旬，偶食蒸饼，即觉腹中攻痛而寒热间作，脉弦大微数。营阴素亏，以濡养奇经而愈。两月后其病复作，以集灵膏去牛膝，加淫羊藿、阿胶、当归、黄柏、菟丝子、肉苁蓉、葡萄干，熬膏服之，竟不再发。

　　案三：舜传舅嫂，因用力拔针而患指痛，内外杂治，渐至痛遍一身，卧榻不起，饮食减少，形体消瘦。脉细而数，口干舌绛。营阴大亏，无以营养筋骨而致，以集灵膏加减而愈。

　　案四：陈舜廷妻，娩后略有咳嗽，微有寒热，恶露不多，少腹似有聚瘕，时觉窜痛，腰疼不能反侧，齿衄频流，溺少口干，但不喜饮，舌色无液，善怒不眠，四肢牵掣不舒，易于出汗，脉虚弦细弱。素体阴亏，新产出血多，八脉空虚，阳不得潜而浮越于上，见证虽然错杂，治当清息风阳，先以北沙参、竹茹、白薇、丹参、丝瓜络、石斛、栀子、小麦、甘草、红枣、藕为方，继以集灵膏加紫石英、牡蛎、龙齿，合甘麦大枣熬膏，服之而康。

　　又如程芷香案，更是守方集灵膏，先是水煎救治，续以熬膏调养，足证对其方的推崇。案载：程燮庭乃郎芷香，今春病温，而精关不固，旬日后陡然茎缩、寒颤。自问不支，人皆谓为虚疟，欲投参、附。孟英曰：非疟也。平日体丰多湿，厚味酿痰，是以苔腻不渴，善噫易吐，而吸受风温，即以痰湿为山险，乘其阴亏阳扰，流入厥阴甚易，岂容再投温补以劫液，锢邪而速其痉厥耶？……午后进肃清肺胃方以解客邪，蠲痰湿而斡枢机；早晨投凉肾舒肝法以靖浮越，搜隧络而守关键。病果递减。奈善生嗔怒，易招外感，不甘淡泊，反复多次。每复必茎缩寒颤，甚至齿缝见紫血瓣，指甲有微红色，溺短而浑黑极臭。孟英曰：幸上焦已清，中枢已运，亟宜填肾阴，清肝热。以西洋参、天冬、麦冬、生地、熟地、肉苁蓉、天花粉、知母、黄柏、黄连、川楝子、石斛、白芍、紫石英、牡蛎、龟甲、鳖甲、阿胶、鸡子黄之类，相迭为方，大剂连服20余帖，各恙渐退。继以此药熬膏晨服，午用缪氏资生丸方，各品不炒，皆生晒研末，竹沥为丸，枇杷叶汤送下。服之入秋，始得康健。

《丛桂草堂医案》：孙妇，年四十余，素有肺病，咳嗽痰中带血，头晕心悸，彻夜不寐，精神疲惫，心内觉热，饮食不多，脉息细弱。此平日劳神太过，血液衰耗，肺病日久，将成肺痨。拟方用百合9g，酸枣仁9g，茯神9g，柏子仁9g，沙参6g，麦冬6g，地黄6g，阿胶4.5g。服后血止能寐，但汗多气喘，原方去百合，加黄芪1.5g，枸杞子6g，浮小麦9g，胡桃肉9g，连服2剂，汗收喘定，但尚有咳嗽，原方去黄芪，加地骨皮、贝母、枇杷叶。服3剂，咳大减，精神亦健，能乘舆出门，遂改用集灵膏，常服而痊。

# 上丹养老膏

宋代官府修订的《太平惠民和剂局方》中，载有上丹一方，用菟丝子、五味子、蛇床子、枸杞子、柏子仁等补益五脏，轻身耐老。其方为蜜丸，于空腹时用温酒或淡盐开水送服。

### 配方与功效

清代王学权将上丹改为膏剂，用于补益气血、养老保健。

【组成】北五味子240g（夏月再加120g），百部（酒宿浸，焙）60g，菟丝子（酒宿浸，焙）60g，淡肉苁蓉（酒宿浸）60g（四季土旺再加180g），杜仲（炒）60g，巴戟肉60g，远志肉60g（冬月再加180g），枸杞子60g（秋月再加180g），防风（无叉枝者）60g，白茯苓60g，蛇床子（炒）60g，柏子仁（另研）60g，山药60g。

【做法】上13味，用甘泉，桑柴火，砂锅煎至味尽，去渣，将药汁慢火熬成膏，瓷器收盛，封置泥地或冷水中，拔去火气。

【服法】每晨淡盐开水调服1匙。春月用枣汤化服。

【功用】平补气血，健力加餐。

《和剂局方》评价上丹的补益功效云："养五脏，补不足，固真元，调二气，和荣卫，保神守中，久服轻身耐老，健力美食，明目，降心火，交肾水，益精气。男子绝阳，庶事（原指各种政务政事，这里借指阳事）不兴；女子绝阴，不能妊娠；腰膝重痛，筋骨衰败，面色黧黑，心劳志昏，瘰疬恍惚，烦愦多倦，余沥梦遗，膀胱邪热，五劳七伤，肌肉羸瘦，上热下冷，难任补药，服之半月，阴阳自和，容色肌肉，光润悦泽。开心意，安魂魄，消饮食，养胃气。"

王学权《重庆堂随笔》将上丹改成膏剂，列为"论方剂"第一方。王永嘉评注时解释道："先府君年逾大耋，神明不衰，虽知医而素不服药，独谆谆以养老为言。夫良医不治老，老岂能治之转少哉？然以药扶老，使之康健而少病，未始非怡，清养志之先务，虽药以服老实以孝治人耳！上丹本是丸方，恐老人脾气不健，运化殊难，改丸为膏，俾易融洽。"由此可见王学权对上丹养老保健功用的认可，同时兼顾了老年脾胃虚弱者服用的需要。

识方心得　本方用药五味子、百部、菟丝子、肉苁蓉、杜仲、巴戟肉、远志、枸杞子、防风、茯苓、蛇床子、柏子仁、山药，均是补益良品，且性较平和，有平补之功。其中百部，今人多用于止咳，古人则用作润肺补养，治肺热上气咳逆。疗效的保证还在于药量随时令不同而作调整：夏月五味子加量，秋月枸杞子加量，冬月远志加量，四季土旺肉苁蓉加量。平时以淡盐开水调下，春天则以大枣煮水化服，充分体现了因时制宜理念。

### 医论及医案

《寿世保元》丁集四卷《补益》，列有长春不老仙丹，治诸虚百损、五劳七伤，功用滋肾水、养心血、填精髓、壮筋骨、扶元阳、润肌肤、聪耳明目、宁心益智、乌须黑发、固齿坚牙、延年益寿。与上丹比较，二方同属老年保健的补益效方，但长春不老丹药味多，还用了多种峻烈之品，用于元阴元阳虚衰者。处方：仙茅（酒浸洗）120g，山茱萸（酒蒸去核）60g，白何首乌（米泔浸洗，捶碎如枣核大，入黑大豆同蒸3日，极黑）120g，赤何首乌（米泔浸洗，捶碎如枣核大，入黑大豆同蒸3日，极黑）120g，川萆薢（酒洗）60g，补骨脂（酒炒）60g，黄精（酒蒸）120g，生地黄（酒洗净，掐断，晒干）60g，熟地（用生地酒浸洗，碗盛，放砂锅内蒸一日，极黑，掐断，晒干）60g，芝麻60g，怀山药60g，枸杞子60g，天冬（水润去心）60g，麦冬（水润去心）60g，茯苓（去皮，人乳浸、晒3次）60g，五味子60g，小茴香（盐酒炒）60g，覆盆子60g，人参60g，嫩鹿茸（酥炙）60g，怀牛膝（去芦，酒洗）60g，柏子仁60g，青盐60g，杜仲（去皮，酒炒）60g，当归（酒洗）60g，巴戟肉（水泡，去心）30g，菟丝子（酒洗净，入砂锅酒煮烂，捣成饼，晒干）60g，肉苁蓉（酒洗）60g，川椒（去目，微炒）30g，远志（甘草水泡，去心）60g，锁阳（炙酥）90g。阴虚火动，素有热者，加川黄柏（酒炒）60g，知母（酒炒）60g，紫河车1具（用壮盛妇人首生男胎，先用米泔水洗净，次入长流水中再洗，新瓦上慢火焙干）。

《竹亭医案》海盐张铁珊调理脾肾膏滋方：道光元年冬十月初一日。肝阴不滋，责诸肾水之少；脾阳不运，由于命火之虚。而补火、补水之外，亦宜补肺，盖肺为肾母，母足则子有受荫之乐；肺为脾子，子足则母无食气之虞。处方：熟地（捣）240g，龟甲胶（膏成烊化）60g，鹿角胶（膏成烊化）180g，山药（炒）120g，枸杞子90g，萸肉90g，菟丝子（蒸）120g，当归60g，肉苁蓉（酒洗）60g，补骨脂（炒）60g，党参150g，黄芪（炙）90g，莲肉（去心）180g，益智仁60g，炙甘草45g，茯神60g，净砂仁45g。用法：上药15味如常法用长流水浸，煎至膏成，再将龟甲胶、鹿角胶和入烊化调匀。悬挂井中一宿取起，再退火气3日。每晨隔汤炖热，服15g或18g，冬至后21g或24g亦可。此症肺、脾、肝、肾皆亏，进食稍增则腹中不爽，或闷或疼，夜膳不敢多进，一不如法则小腹胀痛波及胸脘。冬来畏冷，四肢尤甚，年逾三旬，服此膏之后，诸恙俱平，颇为合宜。

# 长春益寿膏

长春益寿膏根据宫廷方长春益寿丹化裁而来。据《慈禧光绪医方选议》载，光绪六年二月初五日，进长春益寿丹方。用药：天冬、麦冬、熟地、山药、牛膝、生地、杜仲、山萸肉、茯苓、人参、木香、柏子仁、五味子、巴戟肉、炒川椒、泽泻、石菖蒲、远志、菟丝子、肉苁蓉、枸杞子、覆盆子、地骨皮。用的是蜜丸制型，于晨起空腹用淡盐开水送服。

**配方与功效**

在膏方实践中，笔者将长春益寿丹改为膏剂，取名长春益寿膏，用于养老补益。

【组成】天冬100g，麦冬100g，熟地100g，山药100g，牛膝100g，生地100g，杜仲100g，萸肉100g，茯苓100g，生晒参100g，木香100g，柏子仁100g，五味子100g，巴戟肉100g，炒川椒50g，泽泻50g，石菖蒲50g，远志50g，菟丝子200g，肉苁蓉200g，枸杞子75g，覆盆子75g，地骨皮75g，蜂蜜2500g。

【做法】以上除生晒参、蜂蜜外，一并放锅中，加水煎煮2次，每次12小时，合并煎液，滤过，滤液静置，浓缩成清汁。生晒参加工成粉末，蜂蜜加水煮沸后滤去渣，一并加入清汁中，用小火熬煮，待膏稠后住火，放凉后装瓶。

【服法】一日2次，每次1匙，晨起后及睡前各1次，空腹用开水冲化服用。

【功用】补血益精，益气养阴，抗衰延年。用于年迈体弱，精血不足，气阴两虚，神衰体倦，腰膝酸软，足履无力，面色无华，头发早白者。

分析处方用药，人参大补元气；天冬、麦冬、生地、熟地养阴补血，治疗阴血不足引起的体内燥热，神疲体倦；萸肉、菟丝子治疗因肝肾不足引起的眩晕耳鸣，腰酸背痛；枸杞子补养五脏之精，生发，明目，安神，对于失眠健忘有一定的效果；牛膝补肝肾，活血化瘀，治疗下肢酸软；茯苓健脾祛湿，调节脾胃功能，还有安神作用；杜仲、覆盆子补养肝肾，强健筋骨，对于肝肾亏虚有调补效果；远志交通心肾，对于心肾不交导致的心神不宁有治疗效果；柏子仁养心润燥，治疗失眠、便秘；五味子五味俱备，补养五脏，强健身体，提高记忆力；楮实子、地骨皮滋养肾气，清除肝火；小茴香调理脾胃，巴戟肉治疗肾气亏虚，肉苁蓉既补养肾阳又能滋润肾阴，石菖蒲去痰益智，蜂蜜润燥，木香理气，川椒温寒，泽泻通利。各药合用，大补心肾脾胃虚损不足，壮筋骨，补阴阳，补而兼以疏利，适宜于调补久服。

史方奇经验方益寿膏，原料用党参、丹参、当归、赤芍、白芍、黄芪、核桃肉、枣仁、枸杞子、制首乌、制黄精、巴戟肉、杜仲、鱼鳅串、白茅根、山茱萸、山药、砂仁、黄连、广木香、川续断、黑芝麻、三七粉、龟甲胶、鹿角胶、蜂蜜。重在补益肝肾，化瘀祛痰，清火宁心。同名"益寿"，宫廷方重在补益，史老方重在冠心病、高脂血症、高血压等中老年疾病的防治，适宜病症为脾肾两亏，气血双虚，头晕眼花，耳鸣心悸，记忆力减退，食欲不振，消化不良，腹胀便结者。

## 医论及医案

《万病回春》卷四载有坎离膏，与本膏方类同，以滋阴降火偏长。主治劳瘵发热，阴虚火动，咳嗽吐血、唾血、咯血、咳血、衄血，心慌喘急，盗汗。处方：黄柏120g，知母120g，生地60g，熟地60g，天冬60g，麦冬60g，杏仁21g，核桃肉120g，蜂蜜120g。做法：先将黄柏、知母放入童便3碗，侧柏叶1把，煎至4碗，去渣；又将天冬、麦冬、生地、熟地入汁内，加水2碗，煎汁去渣；再捣烂如泥。另用水2碗熬熟，绞汁入前汁，杏仁、桃仁用水擂烂，再滤，勿留渣，同蜜入前汁内，用文武火熬成膏。瓷罐收贮封固，入水内去火毒。每服3~5匙，侧柏叶煎汤调，空腹服用。

秦伯未治王某。肾为水火之窟，脾属至阴之性，水之于下，则为溲夹精丝，腰骨酸疼，阳虚于中为腹内苦冷，衣薄益甚，凡此皆衰老之象也。惟肾脏之精，全赖后天之生化，脾胃之健，半属命门火之温养，盈亏互伏，消长相关，为尽揆度，推求根源，治当滋阴而兼扶肾阳，培土而兼益其气，膏滋代煎，痊愈可待。炒熟地90g，砂仁24g，萸肉45g，怀山药90g，党参90g，清炙草15g，炮姜炭12g，炒当归45g，炒杜仲90g，枸杞子45g，菟丝子60g，补骨脂45g，川断90g，金毛狗脊（炙）90g，金樱子45g，芡实

20g，莲须24g，煅龙骨120g，桑螵蛸45g，锁阳45g，陈皮45g，红枣120g，核桃肉120g。上药浓煎2次，滤汁去渣，再加阿胶120g，鱼胶60g，龟甲胶120g，冰糖180g，文火收膏。

笔者治谈男，47岁。劳心过度，精气损伤，思虑伤脾，运化迟滞，证见头发花白，精神疲乏，神思不爽，并有恶寒、手足不温、肩颈板滞、肩臂酸痛、胃脘痞塞、睡眠差等症。舌红，苔白腻，脉濡细。先予健脾祛湿中药汤剂，后以长春益寿膏巩固。膏方用药有移山参、熟地、黄肉、天冬、山药、茯苓、黄芪、陈皮、沙苑蒺藜、益智仁、石菖蒲、枸杞子、远志、炒杜仲、车前子、菟丝子、西红花、莲须、三七、石斛、天麻、灵芝孢子粉、核桃肉、龟甲胶、鹿角胶等。

## 人参固本膏

元代萨谦斋《瑞竹堂经验方》载有人参固本丸，药用熟地、生地、天冬、麦冬和人参等。谓心主血，血生于气，气生于精，精盛则髭发不白，颜貌不衰，有延年益寿之功。分析其方，生地、熟地为主药，天冬、麦冬为引药。生地能生精血，天冬引入所生之地；熟地能补精血，麦冬引入所补之地。四药互相作用，更以人参补益心气，成为滋养补益良方。

### 配方与功效

清《冯氏锦囊秘录》卷十一载人参固本膏，是将丸药改变剂型而成。

【组成】人参30g，天冬120g，麦冬120g，生地120g，熟地120g。

【做法】二冬、二地熬汁，以人参细末和匀收膏。

【服法】时时挑少许，口中噙化。

【功用】治肾虚肺热，喘嗽烦渴，肺痿咯血。

方中生地、熟地、天冬、麦冬均为滋补阴精之品，配用人参补气益五脏，合而补元气，养精血，益心肾。明代医家李中梓分析配方之妙，谓："天一生水，故肾为万物之元，乃人身之本也。奈人自伐其元，则本不固而劳热作矣，热则火刑金而喘嗽生焉。取二地以补肾为君，精不足者补之以味也；取二冬以保肺为臣，虚则补其母也；火刑金而肺气衰，非人参莫可救援，东垣所谓无阳则阴无以生也。"

本方虽曰补,但性偏凉润,功重滋养,用于治疗服用热性之药不能滋生精血者。临床所见,人多好补,好用温热补益,红参、鹿茸伤阴血使精亏,伤心肾致不能生精血。以生地、熟地为主,天冬、麦冬为辅,共同达到滋养补益的作用;少佐人参,冀以阳化阴长。诸药合用,滋阴益气,固本培元,可用于治疗阴虚气弱,虚劳咳嗽,心悸气短,骨蒸潮热,腰酸耳鸣,遗精盗汗,大便干燥诸症。

识方心得　　朝鲜许浚等人编著的《东医宝鉴》载有七仙丹,为丸剂,是人参固本丸加用茯苓、何首乌、小茴香而成,补益作用更强,被称为"补心肾、驻容颜、黑须发圣药"。

## 医论及医案

明代龚廷贤的《寿世保元》载有长生固蒂方,较人参固本丸更增枸杞子、山药、五味子,功在滋肾强精,"治劳病,补虚弱,乌须发,久服面如童子"。

张聿青治任男,上则眼目昏花,下则阳道不通,有时火升面热,稠浓之痰,从喉中咯出。究由肾水不足,虚阳尽越于上,阳不下降,所以阳道不通;脉象弦大,尤为阳气有余之征。拟为育阴以潜阳,用药:生地、熟地、天冬、麦冬、党参、西洋参、制何首乌、川石斛、山药、茯苓、川贝母、枸杞子、女贞子、炒白芍、阿胶、龟甲胶、鱼鳔胶等,熬膏服用。

分析龚廷贤、张聿青用药,与人参固本膏(丸)比较,前者欲补肾精,方中多了枸杞子、山药和五味子;后者需要育阴潜阳,用了白芍、阿胶、龟甲胶之类。由此可见,欲滋养补益,养老健身,人参固本膏可用作主方,生地、熟地、天冬、麦冬、人参可以用作基本药物。

张聿青治裴女,产育频多,营血亏损,木失涵养,阳气升浮。夏月阳气泄越之时,往往头胀眩晕胸闷。所以屡发者,亦由阳气之逆上也。兹又当产后,营气更亏,少肠之木火勃升,胸闷头晕汗出,手足烙热,咽痛音暗。盖少阴之脉、少阳之脉,皆循喉也。育阴以涵阳气,是不易之道。但泄少阳清气热之药,不能合入膏方,另煎药参服为宜。生地120g,西洋参90g,天冬60g,金石斛90g,远志肉21g,山萸肉45g,酸枣仁(炒研)60g,生甘草15g,熟甘草15g,女贞子(酒蒸)90g,熟地120g,黑豆衣90g,肥玉竹90g，制何首乌150g，麦冬60g，枸杞子90g，石决明（打）240g，当归（酒炒）60g，沙苑蒺藜（盐水炒）90g，党参120g，制香附（打）90g，山药90g，牡蛎240g，茯神90g，杭白芍（酒炒）60g，陈皮45g。上药如法共煎浓汁，去渣，用清阿胶90g，龟甲胶60g，溶化冲入收膏，或加白冰糖90~120g亦可。每晨服一调羹，开水冲挑。

《南雅堂医案》：频年操劳过度，精力消耗，阴气不能上承，内风跃跃欲动，是为痱中之象。前医专以治痰为务，始而温补，继而攻劫，治失其宜，无怪真阴愈亏，日就枯槁。且今夏酷热异常，发泄尤甚，积羸之躯益觉不支，急宜育阴息风，生津益气，以冀渐有转机，用固本丸加减：北五味子、生地、天冬、麦冬、人参。

王旭高治徐某，审病既的，药当不谬，从此加鞭，以图进益。天冬、麦冬、生地、熟地、怀山药、沙参、茯神、酸枣仁、牡蛎、白芍、西洋参、阿胶、红枣、浮小麦。此妇年三十四五，从未生育，因惊恐患怔忡头昏，耳鸣火升，发热汗出，食少便坚，将及百日。服此方30帖见效。即将此方加重，煎膏常服，几及一年痊愈。后生一子。

《王氏医案三编》：王瘦石令郎迟生，年未冠而体甚弱，夜梦中忽如魇如惊，肢摇目眩，虽多燃灯烛，总然黑暗，醒后纳食如常，月一二发。乃父以为忧而商于孟英。脉之弦细而涩。曰：真阴不足，肝胆火炎所致耳。令服神犀丹一月，病遂不发。继予西洋参、生地、熟地、天冬、麦冬、龟板、鳖甲、炮山甲、黄连、阿胶、甘草、小麦、红枣熬膏服之，竟刈其根。

## 延年益气膏

抗衰老、延年益寿，对于进入更年期者来说，更显重要。

更年期，女性通常指绝经前期、绝经期与绝经后期，约在42~58岁之间；男性约在60~65岁之间。进入更年期后，体内代谢紊乱，内分泌失调，随之出现一系列生理反应和病态表现，称为更年期综合症，如情绪变化、波动较大，常有胸前区不适，自觉心慌、气短，喉头不适，可出现叹气样呼吸，有时也可见心律不齐、心动过速或过缓，时常会潮红、汗出并见等。

养老保健，施今墨重视神、气、精、血，认为气、神为阳，精、血为阴，配备平衡，方免偏胜。精、气、神、血充足，脏腑功能健全，经络血脉通畅，是延缓衰老的重要保证。他要求补固神气精血与保护脏腑功能相结合，使其能互相发生效力，令人精气不散，脏腑不损，而臻天年。他拟定多个延寿方，以补血固精为重点，用鹿角胶、龟甲胶、阿胶、生地、熟地、当归、白芍、萸肉、山药、旱莲草、女贞子、菟丝子、枸杞子、沙苑蒺藜、五味子、核桃肉、柏子仁、莲子、龙眼肉、何首乌、桑葚、葡萄干、黄精、丹参、玉竹、冬虫夏草、海参、燕窝、鱼肚、淡菜、松子仁、黑大豆、紫河车、麦冬、乌梅、诃子、丹参、三七、黑芝麻、天冬、北沙参、芡实、柏叶、松子仁、大枣等。或以滋肾填精，或以补肝养血，或以精血双补，或以涩精固肾，或以清心养阴，或以敛肺生津，或以润燥补液，或以化瘀生新，无不关乎补固精血。

施今墨精气脏腑统治简化药方，用药26味：茯神、黄芪、芡实、五味子、党参、黄精、何首乌、枸杞子、玉竹、黑大豆、紫河车、葡萄干、白术、丹参、熟地黄、菟丝子、莲肉、麦冬、山萸肉、炙甘草、山药、柏子仁、龙眼肉、生地、乌梅、桑葚。强调药性平和，阴阳调和，五脏兼顾，重视心肾功能。其中药食两用之品的应用，顾及脾胃消化吸收功能，使年老脾胃虚弱者能够长期服用，对于更年期综合征、老年病的防治，及中老年保健，都是大有裨益的。

### 配方与功效

著名中医学家，肾病、老年病专家邹云翔，早年患有慢性支气管炎、肺气肿等病，拟制延年益气膏进行自我调养，不仅宿疾悉去，且寿逾九旬。

【组成】炙黄芪60g，党参60g，核桃肉60g，百合60g，枸杞子75g，灵磁石45g，怀山药45g，黑芝麻45g，茯苓30g，补骨脂24g，鹿角片24g，怀牛膝（酒炒）24g，苍术12g，冬虫夏草12g，阿胶30g，冰糖500g。

【做法】将炙黄芪等14味药碎成小块，加水适量浸泡透发，煎煮至沸，每隔1小时滤取煎液1次，加水再煎，共取煎液3次。合并煎液后先用大火后用小火浓缩至稠厚状，加入溶化好的阿胶和冰糖，熬炼至滴水成珠为度，离火冷却后装瓶备用。

【服法】一日2次，每次2汤匙，于早、晚饭后用温开水化服。

【功用】补肾纳气，益肺健脾。用于肾虚精亏，脾肺不足的精神不振，咳嗽日久，喘息气少，动则益甚，语声低微，不思饮食。

脾主运化水湿，若运化失司，则湿聚成痰，上壅于肺，可生咳喘。肾为气之根，肺所呼吸之气需摄纳于肾，方不致逆上。邹氏方用黄芪、党参、茯苓、苍术等健脾胃、渗湿浊，以绝生痰之源；以枸杞子、黑芝麻、怀牛膝、胡桃肉养精血、补肝肾，以培呼吸之根；补骨脂、鹿角、冬虫夏草补肾气、壮肾阳，以收阴阳互长之效；山药补肾、健脾、益肺，百合、阿胶润肺养阴，磁石重镇纳气，共同发挥温养补益之功效。

**识方心得**

本方取名"延年益气"，是说有延年益寿之用，其功重在补气。补气是纠正人体脏气虚衰，根据情况有补脾气、补肺气、补心气、补肾气等。脾气虚表现为食欲不振，脘腹虚胀，大便溏薄，体倦神疲，面色萎黄，消瘦或一身虚浮，甚或脏器下垂，血失统摄，药用白术、茯苓、扁豆、大枣等；肺气虚，表现为气少不足以息，动则益甚，咳嗽无力，声音低怯，甚或喘促，体倦神疲，易出虚汗，药用黄芪、黄精、甘草等；心气虚，症见心悸怔忡，胸闷气短，活动后加剧，药用人参、灵芝、龙眼肉等；肾气不足，则腰膝酸软无力，小便频数清长，或余沥不尽，或夜尿多、遗尿，男子遗精早泄，女子带下清稀量多，月经淋漓不尽或胎动不安、滑胎，久病咳喘，呼多吸少，气短，动则喘甚，面色淡白，神疲乏力，舌淡白，脉细弱或沉弱，药用刺五加、枸杞子、莲子等。膏方处方据证可以采用。

### 医论及医案

《慎五堂治验录》：周亦新室，辛巳十二月。脘痛吐厥，用桂枝加桂合奔豚汤得效，而病后不任劳，烦劳则纳食运化迟滞，心中怔怔，头痛头眩，目胞时见卧蚕之状，足跗微浮。据病证因，是脾虚气不斡旋。前进仲景枳术汤已得效验，今兹拟膏方常服，当仿鞠通"治内伤如相"之训，使坐镇从容，调遣合度，则中轴转而四运成，脏腑之机关尽利，用四君子汤增味。高丽参45g，陈皮45g，肉桂3g，桑枝90g，白芍45g，旋覆花45g，生白术60g，柏子仁30g，川楝子45g，阿胶30g，茯苓90g，制半夏30g，枸杞子45g，米粉5合，炙甘草21g，当归45g，菊花60g，冬虫夏草15g。上用河水浸一宿，文火煎浓去渣，以阿胶、米粉收膏，砂仁汤下3~5匙，早晚服。柯韵伯曰："四君子气分之总方也。人参致冲和之气，白术培中宫，茯苓清治节，甘草调五脏。诸气既治，病安从来？然拨乱反正又不能无为而治……加以陈皮以利肺金之逆气，半夏以疏脾土之湿气，而痰饮可除也。"使以白芍、当归、枸杞子、菊花养肝之体，抑肝之用，所谓扶正（土）必先安木也；柏子仁、肉桂、旋覆花助心火，火生土也；川楝子苦降以泻浮阳；砂仁辛香，上通心，下交肾，中可疏机关。统论全方，不出补脾调气二法。

笔者治许女，53岁，某妇保院医生。年过五旬，停经三月，胸闷气短，多烦热，入睡难，清晨多因汗出醒来。苔浊腻，质胖，舌淡，脉弦实。治法健脾补气，滋养肺肾，调补冲任。用药苍术、陈皮、山药、茯神、白芍、枸杞子、炒杜仲、天冬、麦冬、炒当归、萸肉、益智仁、远志、鹿角片、灵磁石、淮小麦、丹参、石斛、牛膝、灵芝孢子粉、紫河车、核桃肉、龟甲胶、鹿角胶等。

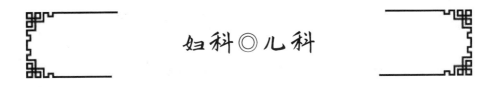

# 妇科◎儿科

## 参香八珍膏

参香八珍膏系《重庆堂随笔》引薛生白方。其书"论方剂"中介绍道："一瓢先生云，此女科调理方之首选也。气味和平，功能相称，同行脏腑，灌注血脉，虚人可以久服。"

### 配方与功效

《正体类要》载有八珍汤，由四君子汤和四物汤组合而成，即人参、白术、茯苓、甘草、当归、熟地、芍药及川芎。功能补气益血，主治气血两虚，面色苍白或萎黄，头昏眼花，四肢倦怠，气短懒言，食欲减退，疮疡溃后久不收口，心悸怔忡，妇女月经不调，崩漏不止等。吴崑《医方考》载："血气俱虚者，此方主之。人之身，气血而已。气者百骸之父，血者百骸之母，不可使其失养者也。是方也，人参、白术、茯苓、甘草，甘温之品也，所以补气；当归、川芎、芍药、地黄，质润之品也，所以补血。气旺则百骸资之以生，血旺则百骸资之以养。形体既充，则百邪不入，故人乐有药饵焉。"

参香八珍膏是将八珍汤中的人参改为黄芪，川芎改为丹参，去甘草不用，加用香附。其意，气属阳，欲其刚健；血属阴，欲其柔顺。女子多郁，则气行不健，故去甘草之甘缓，加香附以承流芪、术之宣化；郁则生热，故血行不顺，爰去川芎之温窜，加丹参以协和三物而涵濡。且黄芪得归、芍，补血之功敏于人参，特舍彼而用此，不仅贫富可以共赏也。既保证了补益气血的功效，又为病家节约了费用。

【组成】丹参（去头尾，酒洗，蒸熟）200g，四制香附200g，熟地150g，炙黄芪150g，白芍（酒炒）150g，蒸熟白术150g，当归（酒炒）150g，茯苓150g。

【做法】上8味，熬膏。

【服法】一日3次，每次9g，开水调服。

**识方心得**

本方中的"参香"，即丹参和香附，二药均为妇科圣药。丹参味苦性微寒，归心、肝经，功能祛瘀止痛，活血通经，清心除烦，主治月经不调，经闭痛经，癥瘕积聚，胸腹刺痛，热痹疼痛，疮疡肿痛，心烦不眠等。《妇人良方》丹参散、《集验拔萃良方》调经丸，用药均为丹参一味，前者治妇女月经不调，或前或后，或多或少，并调产前胎不安，产后恶血不下；后者治经水不调，取丹参为细末，用好酒泛丸，于清晨用温开水送下。香附味辛、微苦、微甘，性平，归肝、脾、三焦经，功能行气解郁，调经止痛，用于肝郁气滞，胸胁脘腹胀痛，乳房胀痛，月经不调，经闭痛经等。《丹溪心法》越鞠丸解诸郁，即以香附为主药；《妇人良方》醋附丸治月候不调，腹中急痛，赤白带下，胎气不固，用的即是一味香附，醋煮，焙为末，醋和为丸，米饮送服。要而言之，丹参与香附，一重行血，一重行气，二者同用，气血并调，配用八珍，补益之功方著。

### 医论及医案

八珍汤方加黄芪、肉桂即为十全大补汤。去川芎，加五味子、远志和陈皮，便成为人参养荣汤。前方温补气血，主治气血两虚证。用于面色萎黄，倦怠食少，头晕目眩，神疲气短，心悸怔忡，自汗盗汗，四肢不温，舌淡，脉细弱，以及妇女崩漏，月经不调，疮疡不敛等。后者益气补血，养心安神，主治心脾气血两虚证。用于倦怠无力，食少无味，惊悸健忘，夜寐不安，虚热自汗，咽干唇燥，形体消瘦，皮肤干枯，咳嗽气短，动则喘甚；或疮疡溃后气血不足，寒热不退，疮口久不收敛。

另有泰山磐石散，系八珍汤减去茯苓之渗利，而加续断补肝肾、益冲任，加黄芪益气升阳以固胎元，加黄芩、糯米、砂仁清热养胃安胎，成为颐养胎元之专方。功能益气健脾、养血安胎，主治气血虚弱所致的堕胎、滑胎、胎动不安，或屡有堕胎宿疾，面色淡白，倦怠乏力，不思饮食，舌淡苔薄白，脉滑无力。

处方用药讲对证。根据不同情况，需要开温补气血、益气养血或养血安胎膏方时，可分别以三方作为基础方。

朱小南治匡女。症系阴虚火旺，肝郁气滞，又兼小产失调。所以胸闷烦躁，渴不欲饮，头眩心荡，乳胀腰痛，经临有块，子宫颈及卵管无菌发炎，经调理后诸恙较瘥。女子以肝为先天，气乃血帅，血以气配。值此隆冬，当用养血逍遥、调经种子之膏。用药：红参24g，玄参60g，党参45g，丹参45g，北沙参45g，制何首乌45g，川石斛60g，玉竹45g，天冬60g，五味子45g，龟甲60g，女贞子60g，生地45g，熟地45g（砂仁24g拌），钩藤60g，陈青蒿60g，怀山药60g，白薇90g，炒白术45g，地骨皮60g，黄芪60g，黄柏60g，制黄精45g，白芍45g，肉苁蓉45g，胡麻仁45g，鹿角霜60g，甘草60g，柴胡24g，黑芝麻60g，制香附45g，黑豆衣60g，焦山楂60g，海螵蛸45g，陈皮60g，台乌药45g，川楝子60g，酸枣仁45g，夜交藤60g，带皮茯苓60g，陈阿胶240g，龟甲胶240g，金樱子膏240g，桑葚膏180g，夏枯草膏180g，冰糖1000g，莲肉120g，红枣120g。上药拣选道地，依法配制，除后8味外用清水先浸一宿，继以武火熬3次，滤渣取汁，加入后列补品，用文火收膏。每日早晚各服1茶匙，用开水冲和。

《慎五堂治验录》：陆芝兰室，壬午十一月二十四日，葫芦泾。呕血盈碗，肤黄足肿，耳鸣眩晕，目暗无光。刻下血虽止而脘间仍有上冲泛恶，此原虚而肝逆不和也。拟调肝和胃治之，血不上冒则妥。赤芍、炙甘草、降香汁、薏苡仁、枸杞子、金石斛、丹参、竹青、菊花、代赭石、淮牛膝、藕汁。失血后调理，拟用归脾汤加味熬膏日服，使周身之气咸归于脾，脾气得旺，血有所生，气血充足，何忧腰酸、经断、肤黄、泄泻之不已哉？党参90g，广木香21g，生地90g，杜仲炭120g，黄芪60g，茯神120g，益智仁21g，紫石英90g，白术30g，远志18g，枸杞子45g，陈皮24g，当归45g，炒酸枣仁45g，白芍45g，灶心土120g，炙甘草30g，龙眼肉60g，川楝子15g，生香附90g，丹参45g，红枣90g，冬虫夏草15g。上药河水浸，文火熬浓，去渣，用饴糖90g收膏，每日米饮冲服5匙。

## 西红花铁皮枫斗膏

41岁的杨女士，诉慢性胃炎，子宫肌瘤，易疲劳，膝关节酸痛。苔白腻，舌暗，脉细。笔者为她开了健脾祛湿、养血消瘤膏方，用药有生晒参、茯苓、苍术、薏苡仁、陈皮、香附、柴胡、炒当归、川芎、赤芍、莪术、三棱、藤梨根、蛇舌草、鸡血藤、威灵仙、浙贝、红花、龟甲胶、鳖甲胶等。当得知价格不到2000元时，杨女士要求用好一点的药，以便保证疗效。于是，笔者将方中的红花改用西红花。

红花与西红花两者不是一个科属。红花属菊科，是双子叶植物门的一年生草本植物，河南、浙江、四川等地有大量种植。西红花属鸢尾科，原产于西班牙等地中海沿岸国家，故叫西红花。进口西红花是从印度经西藏传入内地的，所以又叫藏红花。

《中药大辞典》记载：红花活血通经、散瘀止痛，主要用于经闭、痛经、恶露不行、癥瘕痞块、跌扑损伤、疮疡肿痛等；西红花活血化瘀、散郁开结，主治忧思郁结、胸膈痞闷、吐血、伤寒发狂、惊怖恍惚、妇女闭经、产后瘀血腹痛、跌扑肿痛等。

两者的功能在某些方面有相似之处，如活血通经、养血祛斑、消肿止痛等，在经济能力有所限制的情况下，可以用红花。但西红花对肝癌、脾癌、肾癌、胃癌、子宫癌等癌症的防治，对脂肪肝、肝硬化、动脉硬化、痛风、高脂血症、子宫肌瘤的治疗，及祛斑美白功效，是红花难以替代的。

西红花被认为是名贵妇科良药，西班牙人誉之为"红色金子"。历史上我国西红花一直依靠进口，仅供宫廷和官宦人家使用，价格昂贵。20世纪70年代开始引种，现已在北京、浙江、上海、河南等成功种植。西红花的产量低，而需求量很大，1g的价格在60元左右；红花的种植面积大，产量高，价格要便宜得多。

### 配方与功效

现成保健膏方西红花铁皮枫斗膏，配方中用了西红花，同时配有铁皮石斛、益母草、茯苓、西洋参等。

【**组成**】西红花、铁皮石斛、益母草、西洋参。

【**服法**】一日2次，每次3g，开水冲泡，搅匀后服用。

【**注意**】置于阴凉干燥处，开瓶后放入冰箱冷藏保存。

本膏方根据中医辨证立法和以法选药的原则，针对免疫力低下、亚健康人群的疾病发生发展和表现特点，确立扶正祛邪、滋阴活血的调补原则，以西红花为君药，发挥其养血活瘀、解郁安神的作用；铁皮石斛为臣药，取其益胃生津、滋阴清热的作用；益母草、西洋参、茯苓共为佐使之药，助君药养血活血、滋阴清热、活瘀调经，使全方补而不腻、清而不伤胃。诸药配伍，增加正气，祛邪固本，滋养先天之精，滋补阴阳气血，平衡脏腑功能，使气血充盈，阴阳调和，达到提高机体免疫功能的目的。特别适用于工作压力大、缺少活动、病后虚弱、气血不调、年老体衰、免疫力低下的亚健康人群的调理保健。

本膏方由于西红花养血活血，铁皮石斛养阴补虚，而能使气血和通，妇女经事调和，肌肤得以充养，肤色润泽。对于调理女性月经，妇科疾病防治，消除肌肤枯黄黯黑，有很好的效果，特别受女性朋友的欢迎。

### 医论及医案

西红花又叫藏红花、番红花，是一种鸢尾科番红花属的多年生花卉。原生种在西南亚，最早由希腊人工栽培，明朝时传入中国，《本草纲目》有收录。它味甘、微辛，性平；归心、肝经；体轻质润，入血行散，具有活血祛瘀、散郁开结、凉血解毒的功效；主治月经不调，痛经，经闭，产后恶露不行，腹中包块疼痛，跌仆损伤，忧郁痞闷，惊悸，温病发斑，麻疹。《本草品汇精要》介绍西红花功用为"主散瘀调血，宽胸膈，开胃进饮食，久服滋下元，悦颜色"。现代临床用于补血活血，治疗月经不调、内分泌失调、肝胆病及肿瘤，并用于抗衰老保健、美容养颜。

作为名贵药材，西红花的产量很低，约2000多朵花只能产1g西红花，一亩地产量只有1.5~2kg。药源紧缺、价格昂贵，使得一些不法商贩以假乱真，牟取暴利。早在清代，药学家赵学敏即提出试验真假一法：将一朵入滚水内，色如血，又入，色亦然，可冲四次者真。

笔者治李女，43岁。诉四年前眼眶下、颧骨、面颊部出现黄褐斑，并逐渐增多。月经紊乱，经前腹痛、胸乳胀痛，经来多有血块，大便四五天一行，甚则痔疮出血，并有手足不温、肩颈酸痛、手足麻、心悸等表现。苔薄腻，舌质红，脉弦细。治疗重在滋养肝肾、养血润燥，加用了西红花，取得了很好的效果。自此，李女士每年都会找我开膏方，已坚持8年，后来改吃西红花铁皮枫斗膏。

## 心脾双补膏

王孟英晚年著有《四科简要方》，内容是其平生所见闻，所录方药"药廉方简，而用之有奇效无险陂者"，书中收录心脾双补膏一方。西洋参（刮去皮，蒸透）、白术（泔浸，刮皮蒸透）、茯神、甘草、生地、丹参、酸枣仁（炒）、远志、五味子、麦冬、玄参、柏子仁、黄连、香附（童便制）、川贝母、桔梗、朱砂、龙眼肉。凡十八味，分两量人酌用，照前熬膏服。经云：女子以心脾为立命之根。凡心脾气郁，郁则从火，久久不解，渐耗五阴，惟此方有通有补，以甘草、洋参养心气，龙眼肉补心血，麦冬益心津，生地、玄参、丹参益心神，茯神、柏子仁、远志安心神，五味子、酸枣仁收心液，黄连泻心阳，桔梗开心郁，朱砂镇心怯，白术健脾阳，香附畅脾阴，川贝舒脾郁。特重其数，以对待心脾二脏，故名曰心脾双补膏。

## 配方与功效

心脾双补膏是据《一瓢医案》心脾双补丸改造而来。原书说，心脾双补丸人参、玄参、五味子、远志、麦冬、茯神、酸枣仁、柏子仁、白术、川贝、生甘草、桔梗、丹参、生地、川连、香附、朱砂。上为末，用龙眼肉熬膏代蜜和丸。孟英收录时，方仍其旧，制作改为水煎熬膏，命名为"心脾双补膏"。其中说的"照前熬膏服"，是用甘泉水煎至味尽去渣，慢火熬膏，瓷瓶收置，泥地上窨去火气，每晨白开水化服。

【组成】西洋参90g，生地150g，麦冬150g，炒白术150g，茯神150g，炒酸枣仁150g，柏子仁150g，五味子120g，丹参150g，玄参150g，制香附150g，甘草90g，黄连60g，川贝母90g，桔梗90g，远志90g，龙眼肉150g，阿胶200g，龟甲胶200g，冰糖200g，黄酒200g。

【做法】西洋参另煎，余药加水煎2次，文火浓缩，加入西洋参汁、阿胶、龟甲胶、冰糖、黄酒熬膏，瓷瓶收贮。

【服法】一日2次，每次30g，用开水冲服。

> 分析全方功用，以补为主，更兼疏导。补在健脾养血，养心安神，疏以行郁滞，舒气机。诸药合用，适宜于治疗思虑过度，劳伤心脾，健忘失眠，心悸食少，胸闷脘痞，属于心脾两虚兼有郁滞者。而于妇女心脾气郁，郁久火化，渐耗阴精病症尤其相宜。

## 医论及医案

《薛生白医案》：大凡损症，惟肺最易者，何也？盖肺病必咳，咳则气易泄，火易动。气泄则不固，火动则阴伤，然后高源渐竭，龙相均炽，水火日偏，阴阳失济。所以古人有损则不复，谓之痨症。必上为痰红，下为走泄，咳嗽不已，食减肌灼，传至便泄而后已。即越人所谓：上下交损，中土已败也。客秋诸象俱见，后又值经营烦冗，天地之阳未复，人身之阳多动，皮毛开张，风邪侵隙，先觉头胀咳嗽，继则吐红梦遗。两进参苏饮，外邪已尽，今拟膏方，并补三阴，俾得太阴有相生之权，少阴无触阴之弊，则土能生金，水能涵木，厥阴一经亦得平补矣。生地30g，熟地30g，当归60g，枸杞子60g，西洋参60g，党参90g，知母60g，茯苓90g，茯神90g，天冬60g，麦冬60g，莲须60g，女贞子60g，制香附60g，丹皮60g，黑豆衣90g，白芍90g，炙紫菀45g，黛蛤散90g，百合60g，石决明（煅）120g，阿胶60g，煅龙骨90g，牡蛎90g，雪梨膏60g，川斛60g，白蒺藜90g，桑叶60g，龟甲胶60g。

张聿青治林女，阴分久亏，木失涵养，肝强木燥，生火生风。阴血为热所迫，不能固藏，经水反多，甚至一月再至，营血由此更亏。阳气化风，上旋为头晕。撼扰神舍为心悸，为火升轰热，诸虚象杂陈。脉形弦细，左部涩弱，且有数意。阴弱阳强，急宜养血益阴，以配合阳气，庶不致因虚致损，因损不复耳。生地150g，西洋参90g，酸枣仁（炒研）60g，杜仲90g，茯神60g，熟地90g，党参120g，沙苑蒺藜（盐水炒）90g，樗白皮（炒黑）45g，制何首乌90g，生白术60g，天冬60g，川石斛120g，山药90g，柏子仁（去油）90g，乌贼骨（炙）120g，当归炭45g，丹皮45g，炒萸肉60g，麦冬60g，旱莲草60g，菊花21g，地骨皮60g，白芍（酒炒）60g，黄芩（防风21g煎汁收入）45g，香附（蜜水炒）45g，黑豆衣90g，橘白21g，女贞子（酒蒸）90g，生甘草120g，熟甘草120g。上药宽水（即足量的水）煎3次，去渣再煎极浓，加清阿胶90g，龟甲胶90g，溶化冲入收膏，以滴水成珠为度，每晨服1匙，开水冲挑。

笔者治张女，72岁。有劳损史，面色萎黄，精神倦怠，记忆力下降，遇事易忘，闷闷不乐，头晕心悸，失眠多梦，易汗出，胸闷不适，胃脘不舒，纳谷差，大便溏，小便频多，苔薄腻多裂纹，舌红，脉细数。治法：健脾养心，补肾益精。采用心脾双补膏为基础方，西洋参改用红参，加炙黄芪益气补虚；生地改用熟地，加萸肉养血补虚；五味子改用百合，加用山药养阴益胃；朱砂改用龙骨，镇惊安神，敛汗固精。此外，配用乳香、三七通窍活血；核桃肉补肾固精；姜半夏、合欢皮、砂仁理气和胃，舒解郁滞；阿胶、鹿角胶收膏，补血中更能温肾益精；配用新鲜铁皮石斛，连同冰糖，既凉润养阴制火又能调和诸药，且能使膏方有较好的口感。

## 八珍健儿膏

八珍健儿膏是从小儿服用膏方的需要，以传统糕点八珍糕为基础，配用膏类药组成的小儿调补膏方。功能健脾益胃，补益心肾。

### 配方与功效

八珍糕由多种药食两用之品配合米粉加工而成，《北京市中药成方选集》中记载的配方是党参、茯苓、生白术、扁豆、莲子肉、苡米、山药、芡实、白米、白糖和江米。功能补脾养胃，辅助治疗脾胃虚弱、饮食减少、身体疲倦、面黄肌瘦。

此配方最早出自陈实功的《外科正宗》一书。陈实功是明代御医，他在为皇子开的保健方中，用了茯苓、山药、扁豆、山楂、麦芽、薏苡仁、芡实、粳米、糯米等，加糖做糕，称为八仙糕。同时用于气血亏虚，需要照顾脾胃者。他在《外科正宗》中论述参术膏时强调："如大疮溃后，气血两虚，脾胃并弱，必制八仙糕，早晚随食数饼以接补真元，培助根本，再熬参术膏。"并说，"治痈疽脾胃虚弱，精神短少，饮食无味，食不作饥，及平常无病，久病但脾虚食少、呕泄者并妙。……每日清早用白汤泡用八珍糕，或干用亦可，但遇知觉饥时，随用数条甚便，服至百日，轻身耐老，壮助元阳，培养脾胃，妙难尽述。"

其方十分符合"肠胃薄弱"者调养的需要，后人给予的评价是：不寒不热，平和温补，扶养脾胃，为"医中正道"。

【组成】太子参150g，茯苓150g，白术150g，炒扁豆150g，莲子肉120g，薏苡仁150g，山药150g，炒陈皮90g，炙甘草9g克，芡实150g，枸杞子150g，益智仁120g，菟丝子120g，炒麦芽150g，炒山楂120g，炒鸡内金120g，红枣150g，龟甲胶150g，蜂蜜250g。

【做法】白术，便秘用生，脾胃虚弱炒用；多汗出，炒扁豆改用扁豆衣；大便溏泻，山药用炒山药，芡实用炒芡实；易感冒加黄芪、防风；骨弱痿软加牛膝、鹿角胶；多躁动加石斛、龙骨；盗汗加用仙鹤草、黑豆衣；便秘加九制何首乌；睡眠不实加五味子、灵芝孢子粉。上药加水煎煮2次，合并煎汁，加入烊化的龟甲胶、蜂蜜，熬成膏。

【服法】一日2次，每次1匙，开水冲服。

又，笔者以此方为基础，研发成功长志膏。用于脾胃虚弱，心肾不足，精神短少，饮食无味，食不作饥，注意力不集中，智力发育欠佳者，受到欢迎。

识方心得

小儿发育未全，脾胃稚弱；老人精气虚衰，脾胃也多虚弱。所以，八珍糕小孩宜之，体弱老人也宜。清代太医将配方稍作改动，去掉了麦芽和山楂，加用党参、白术，让乾隆吃。据说，乾隆从40多岁开始服用，有个阶段是每天必服，一直吃到89岁。《清宫医案研究》记载乾隆四十一年（1776）二月十九日至八月十四日，皇上用八珍糕四次，用过二等人参八钱。乾隆五十二年（1787）十二月初九日至五十三年十二月初三日，用八珍糕九次，用过四等人参四两五钱。

## 医论及医案

王晓鸣治刘男，5岁。素体肺脾不足，易感风邪，肺失宣发，凝液为痰；脾虚不运，生湿酿痰，上贮于肺，致幼时易感，咳嗽缠绵。近两年来，感邪致咳，引动伏痰，发为哮喘，每年3~4次。形体消瘦，食欲不佳，大便偏干，痱初出汗，皮肤湿疹，咽喉红肿，舌红苔白腻，脉滑数。哮喘缓解期，阴虚体质，病在肺脾，内蕴痰热。入冬调补肺脾，以培其本，调补之中，当寓清化痰热。用药太子参、麦冬、五味子、黄芪、白术、防风、茯苓、薏苡仁、制半夏、陈皮、桑白皮、地骨皮、紫菀、款冬花、苏子、葶苈子、竹茹、玄参、地肤子、蝉衣、枳壳、杭白芍、甘草、丹参、鲜铁皮石斛、白果、莲子、冰糖。

笔者治诸暨林童，12岁。形体消瘦，身高140cm，体重58kg。患者偏食严重，喜食糖果、炸鸡，不知控制；易感冒，面色萎黄，发质干，好动，记忆力差，睡眠差，时梦醒；好俯卧，多流口水，经常磨牙；胃胀，每日嗳气，多口臭，大便一周一行，苔薄腻，舌红，脉细。用八珍健儿膏作为膏方的基础方。处方：太子参120g，白术120g，茯苓150g，炒陈皮120g，炒鸡金150g，龙骨（先煎）200g，山药200g，莲子肉200g，炒薏苡仁250g，炒扁豆150g，炒芡实200g，制何首乌150g，五味子100g，丹皮120g，地骨皮120g，淮牛膝120g，益智仁120g，补骨脂120g，远志100g，铁皮石斛（先煎）200g，乌梢蛇（先煎）150g，三七60g，灵芝孢子粉30g，大枣200g，龟甲胶150g，阿胶100g，鹿角胶100g，黄酒200g。做法：龙骨、石斛、乌梢蛇先煎2小时，余药浸2小时后放入，煎50分钟，连煎2次，合并煎汁，浓缩。龟甲胶、阿胶、鹿角胶用黄酒化开调入，用小火收膏。服法：一日2次，每次1匙，于早、晚餐后半小时，用开水冲化服下。

## 长得膏

人的身高与先天禀赋、后天调补密切相关。父母的身高起决定作用，后天的调养能提供营养保健，脾胃好，营养好，对长个子大有帮助。

《黄帝内经》论男女生长发育、生殖、衰老规律，突出了肾的作用。肾为脏腑之本、十二经之根。肾主藏精，精为身之本也，故肾也被称作"先天之本"。宋代许叔微说先天精气藏于肾，肾乃一身之根蒂。肾阳又是脾阳之根本，脾阳需要肾阳的温养才能运化。肾主生长发育和生殖，肾藏精，精是构成人体、维持生命活动、促进生长发育和生殖的最基本物质。幼儿期，肾中精气充盛，头发生长快而密，乳齿更换，骨骼生长，身体增高；青年期，肾中精气比较充盛，逐渐发育成熟，具有生殖功能，并生出智齿，骨骼长成，使身高能达到一定高度。

脾主运化，主司消化、吸收、转输、运送。《素问·灵兰秘典论》云："脾胃者，仓廪之官，五味出焉。"《素问·五脏别论》云："胃者，水谷之海，六腑之大源也。"《灵枢·营卫生会》云："中焦亦并胃中……此所受气者，泌糟粕，蒸津液，化其精微，上注于肺脉，乃化而为血，以奉生身。"后世医家对脾胃的调养亦十分重视，《鸡峰普济方》云："孙兆云：补肾不如补脾。脾胃既壮，则能饮食既入，能旺荣卫，荣卫既旺，滋养骨骸，保养精血。"

### 配方与功效

中医讲对证，脾虚补脾，使后天营养充足，气血有化源；肾亏补肾，使精气充盛，生长发育良好。同时重视心藏神的功能，调摄睡眠；重视肺主气的功预防感冒，加强肝藏血功能则合筋得养。

钱乙六味地黄丸正是为小儿立论，将《金匮要略》肾气丸减去桂枝、附子，用生地、萸肉、茯苓、山药、丹皮、泽泻治疗小儿肾虚。《小儿药证直诀笺正》说："仲阳意中，谓小儿阳气甚盛，因去桂附而创立此丸，以为幼科补肾专药。"

现代中成药稚儿灵，用药党参、白术、茯苓、太子参、山药、地黄、当归、白芍、制何首乌、石菖蒲、制远志、制五味子，重在益气健脾，兼能补脑强身，治疗小儿厌食、面黄体弱、夜寝不宁、睡后盗汗。

长得膏是以六味地黄丸和稚儿灵为基础组成的小儿调补膏方，用以调补脾肾，促进小儿长高。

【组成】生地、萸肉、茯苓、山药、枸杞子、太子参、白术、当归、桑葚、黄精、石菖蒲、制远志、牡蛎、大枣、蜂蜜等。

【做法】阴虚用龟甲胶，血虚用阿胶，胃纳差加陈皮、山楂，遗尿加芡实、益智仁，睡眠差加莲子、龙眼肉，烦热加栀子、铁皮石斛，关节痛加乌梢蛇、三七。按常法熬膏。

【服法】一日2次，每次20g，开水冲化服用。

**识方心得**

要让小儿长高，需要饮食均衡营养，保证有足够的睡眠时间，还要合理运动。赵小男，2014年2月身高156cm，先服健脾益胃中药，再以长得膏为主方出入，当年即长高8cm，至2015年10月长至173cm。除了喝中药吃膏方外，其还重视饮食、起居与运动保健。据其母亲观察，其饮食营养充分、睡眠充足时身高增长快；暑假期间因饮食、睡眠皆不规律，身高停止增长；后又恢复规律饮食及睡眠，身高又增长了些。

## 医论及医案

笔者治诸暨赵男，16岁。2014年2月27日初诊。体重58kg，身高161cm，形体消瘦，面色少华，口干口苦，胃纳欠佳，睡眠不实，多盗汗，苔白腻，舌红，脉细数。拟健脾养心，祛湿开胃。用药生晒参、生白术、茯苓、炒陈皮、山药、扁豆衣、三七、乌梢蛇、薏苡仁、补骨脂、益智仁、石菖蒲、厚朴花。2014年4月10日改用膏方，在健脾养心的基础上，加用补肾益精之品：林下参30g，炙黄芪200g，生白术200g，茯苓250g，炒陈皮120g，山药250g，炒防风150g，乌梢蛇200g，三七100g，炒苡仁300g，补骨脂120g，益智仁120g，石菖蒲120g，铁皮石斛（先煎）250g，姜半夏

120g，煅龙骨（先煎）300g，野生灵芝（先煎）250g，另以龟甲胶、鳖甲胶、木糖醇一并熬膏，分60天服用。此后，6月5日、11月20日各开服一料膏方，体重增至48kg，身高增至167cm。后改用方剂，至2015年10月14日，体重增至58kg，身高增至173cm。诉去年吃膏方和药丸后，体重增加，身高增长，面色好，口干口苦症状消除，盗汗未再发生，间有一次感冒，苔薄腻，舌淡，脉细数。要求再服膏方，以长得膏出入。

## 补髓膏

清代谈金章撰写的《诚书》中，载有补髓膏一方，用药有川芎、龙胆草、人参、山药、枸杞子、生地、当归、麦冬、红花、炙甘草、龙眼肉等，水煎取汁，炼蜜成膏。主治解颅。

解颅西医称为脑积水，多见于6个月至7岁的小儿。解颅患儿在病变进展过程中，常伴有烦躁、嗜睡、纳呆、呕吐等，甚则可出现惊厥以及营养不良、智力发育障碍。如能及时治疗症状可逐渐缓解。

### 配方与功效

按中医辨证，解颅是由于先天不足，颅内受损；或因热毒壅滞，水停于脑，以致头颅增大，前囟和颅缝开解的病证。由于热毒壅滞而致水停于脑者，《诚书》补髓膏颇为对证。而先天不足之证则以补益精髓为主，宜用《百一选方》补髓丹，该方用药有杜仲、补骨脂、鹿茸、芝麻、核桃肉、没药等，主治老年肾虚，腰痛、臂痛不可屈伸者。笔者治疗解颅属于精气不足者，将《百一选方》的补髓丹改为膏制使用。

【组成】鹿茸9g，杜仲30g，补骨脂30g，芝麻150g，核桃肉250g，蜂蜜250g。

【做法】杜仲炒过；鹿茸切片，酒炙；补骨脂与芝麻同炒，至芝麻色黑为止。将杜仲、鹿茸、补骨脂、芝麻研成粉末，过筛取粉备用。蜂蜜加水，用小火煮沸，过滤去渣，核桃肉捣作膏，连同备用粉末，加入蜂蜜水中，边用小火熬煮边搅拌，至稠黏为止，放凉盛贮。

【服法】一日3次，每次取1匙，于空腹时用温开水冲化服用。

补髓膏中用鹿茸生精补髓，养血益阳，强筋健骨。现代研究发现，鹿茸含有鹿茸精、硫酸软骨素A、雌酮、骨胶原、蛋白质及钙、磷、镁等，有很好的强壮补益作用，能有效地改善阳虚病人的能量代谢，同时能促进造血功能，增强心脏收缩。鹿茸与补肾壮腰的杜仲、补骨脂，滋肾养血的核桃肉、芝麻、蜂蜜同用，补虚扶羸的作用进一步增强。前人谓本方能"升神水于百会，降神火于涌泉"，有补益心肾、强筋壮骨之效，充分肯定了它的补益功用。小儿脑积水表现为烦躁不安、发育迟缓、头痛呕恶者，以及中老年虚损羸瘦、腰脊酸痛、脚膝无力、畏寒肢冷、小便清长、须发早白、记忆力减退、遇事善忘、性功能减退者，治在补肾壮阳、填精添髓、养心益智，本方多用之。其他如再生障碍性贫血，慢性型常表现为气血或脾肾亏虚，阴精不足，亦以此方为基础膏方。

**识方心得**

《东医宝鉴》卷四引《医林》方，载录有补髓膏，与本方同名，用药有异。组成：黄犍牛前脚髓1500g，白蜜2000g，人参30g，杏仁30g，熟地黄30g，五味子30g，核桃50个。做法：核桃去壳，杏仁、五味子同研为末，熟地蒸熟如泥，同人参、牛脚髓、白蜜一同拌匀，盛瓷缸，重汤煮一伏时（即24小时）取出。服法：每日服3次，每次服1大汤匙，同温酒下。功能补精血，治虚劳。

## 医论及医案

钱乙《小儿药证直诀》中载有六味地黄丸，用药为熟地黄、山药、山茱萸、茯苓、泽泻和丹皮。其方从张仲景《金匮要略》八味肾气丸化裁而来，用于治疗小儿"五迟"之症，受到后世医家推崇。《证治准绳》载地黄丸治头囟不合，体瘦骨露，有如鹤膝，皆肾虚不足；并治肾疳天柱倾倒，肾主骨也。《寿世保元》说，六味地黄丸加黄柏、知母、远志、石菖蒲治小儿遗尿，加补骨脂、益智仁、人参、肉桂治小儿鹤节，加鹿茸、牛膝、人参治小儿解颅头缝开解不合；又说，若颅解不合，牙齿不生，眼睛不黑，腿软难行，最宜此药。

鹿茸是补髓丹的主要用药。其味甘、咸，性温；功能温阳益精，壮元阳，益精髓，强筋骨，补虚衰，调冲任，益气血；主要用于先天不足，元阳亏虚，或后天阳耗，肾阳偏虚；治疗小儿五迟，男妇虚劳倦怠，羸瘦早衰，精神不振，耳鸣耳聋，头昏眼花，腰脊酸软，记忆力衰减，畏寒肢冷等。鹿茸还多用于骨关节保健，《药性论》记载，鹿茸主补男子腰肾，治虚冷、脚膝无力。缪希雍《本草经疏》说，鹿茸禀纯阳之质，含生发之气，能治疗男子肝肾不足，则为寒热、惊痫，或虚劳洒洒如疟，或羸瘦、四肢酸痛、腰脊痛，或小便不利、泄精、溺血。张璐《本经逢原》说，鹿茸功用，专主伤中劳绝，腰痛羸瘦，取其补火助阳，生精益髓，强筋健骨，固精摄便，下元虚人，头旋眼黑，皆宜用之。笔者治疗羸瘦无力、面色无华、发枯不泽、咽干肤燥、耳鸣耳聋、大便艰难、双目无神者，以及大病新愈，精血衰少，久损难复者，多配用熟地、山萸肉、枸杞子等滋肾生精之品；治疗类风湿关节炎、强直性脊柱炎、骨质增生，表现为脚膝软弱，腰脊酸痛者，多配合千年健、杜仲、狗脊等健腰膝，强筋骨，疗痿弱。

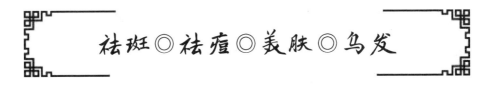

# 祛斑 ◎ 祛痘 ◎ 美肤 ◎ 乌发

## 逍遥祛斑膏

发生在面部的斑块、斑点，或黄褐色或灰黑色，都会影响到美观。祛斑美容有多个途径，养血疏肝是方法之一。

斑块暴露于面部，呈褐色或暗褐色，大小不等、形态各异，或孤立散在，或融合成片，呈圆形或条状或蝴蝶状，叫黄褐斑。黄褐斑的皮损边界明显，发展到一定程度时会停止扩大，不肿胀、无脱屑，变成缓慢、无自觉症状。

妊娠3~4个月的孕妇会出现褐色斑，分娩后色斑渐渐消失。慢性肝病、结核病、妇女月经不调、附件炎等，均可出现黄褐斑，随着病情的加重而斑色逐渐加深。对这些病症的合理调治，可使黄褐斑得以改善。

### 配方与功效

《和剂局方》载有逍遥散，用药有炙甘草、炒当归、茯苓、白芍、白术、柴胡等，更加生姜、薄荷，煎水服用。治疗"血虚劳倦，五心烦热，肢体疼痛，头目昏重，心忪颊赤，口燥咽干，发热盗汗，减食嗜卧，及血热相搏，月水不调，脐腹胀痛，寒热如疟。又疗室女血弱阴虚，荣卫不和，痰嗽潮热，肌体羸瘦，渐成骨蒸"。《本草纲目》健身长春膏，由红参、蜜炙黄芪、茯苓、炒白术、炒白芍、蜜炙甘草、熟地黄、酒洗当归、川芎、枸杞子、制何首乌、制女贞子、桑葚、陈皮、制半夏等组成，功能补气血、养肝肾，主治气血不足、肝肾阴虚、神疲乏力、头晕眼花、耳鸣心悸、失眠、记忆力减退。笔者临床祛斑美容，着眼于调和肝脾、补益气血，多以逍遥散与健身长春膏合用，组成逍遥祛斑膏，用于防治色斑。

**【组成】** 醋柴胡120g，白芍药150g，白术150g，茯苓200g，白蒺藜120g，白芷90g，白及60g，山药150g，北沙参150g，生地150g，石斛150g，炙黄芪150g，当归120g，枸杞子150g，制女贞子150g，桑葚150g，九制何首乌150g，陈皮90g，炙甘草90g，大枣150g，薄荷60g，阿胶200g，龟甲胶200g，冰糖250g，黄酒250g。

**【做法】** 经济允许者用铁皮石斛；何首乌，用九制者，补肝肾而无伤肝之忧；血虚者用熟地，阴虚者用生地。熬制时，石斛先煎1小时，入余药连煎2次，合并煎汁，沉淀取清液，再作浓缩处理，加入烊化的胶类药、冰糖、黄酒，边搅边熬，至膏质黏稠，住火放凉，装瓶。

**【服法】** 一日2次，每次1匙，于空腹时用滚开水冲化服下。

方中逍遥散疏肝解郁，健脾养血；健身长春膏补气血，养肝肾。诸药合用，气血阴精兼顾，五脏功能同调，使肝郁得疏，血虚得养，心肺得以温养，肝肾得以资益，有助于改善胸胁胀痛、头痛目眩、口燥咽干、神疲食少症状，可调治月经病，防治黄褐斑。

**识方心得**

《成方便读》：夫肝属木，乃生气所寓，为藏血之地，其性刚介，而喜条达，必须水以涵之，土以培之，然后得遂其生长之意。若七情内伤，或六淫外束，犯之则木郁而病变多矣。此方以当归、白芍之养血，以涵其肝；苓、术、甘草之补土，以培其本；柴胡、薄荷、煨生姜具系辛散气升之物，以顺肝之性，而使之不郁，如是则六淫七情之邪皆治，而前证岂有不愈者哉。

### 医论及医案

笔者治李女，43岁。四年前眶下、颧骨下部位出现黄褐斑，逐渐增多，经事紊乱，夹有血块，经来腹痛，胸乳胀痛，大便4~5天一行，甚则痔疮出血，手足不温，肩颈多有不适，时有心悸，手足麻，苔薄腻，舌质红，脉弦细。治法：疏肝养血，滋养肝肾。组方：逍遥祛斑膏加玉竹、制黄精、乌梢蛇、玉蝴蝶、厚朴花、玫瑰花等。

又，治许女，43岁，教师。2013年11月7日首诊。心情抑郁，面色暗滞，胸闷气喘，胃胀口渴，失眠健忘，恶风怕冷，多掉发，易汗出。治法：疏肝理气，补益心脾。主方：加减柴胡疏肝散。服药3剂即有小效，诉幼时头部常长疔疮，后来多上火，16岁后好发粉刺，曾连服三叶青一年多。一年前连续一周洗衣，汗流浃背，随后出现怕风畏寒，怕凉水，关节和头部怕冷，打喷嚏，稍活动就汗出等症状，面色晦暗，下巴处多粉刺，月经延后。一次坐长途汽车，靠窗吹冷风，肩部受凉，额头、右侧太阳穴处发冷。后来白天怕凉风，晚上需用毛巾盖住额头。并述，所在办公室的头顶部是空调，侧边是一排通风的百叶窗，吹风受寒达半年之久。半年前持续一个月应考熬夜，加上生活工作压力大，出现胸闷气短，气喘郁闷，头晕，怕风怕水，关节、腰部发冷，多掉头发，口渴，面色晦暗无光泽，多色斑，白带多，尿急。又因性格急躁，做事追求完美，多生闷气，努力工作，没被重用，心情更加郁闷。颈椎检查报告：颈椎曲度变直，C4-C6椎体骨质增生；诸颈椎盘T2W1信号减低，考虑为变性；椎间盘未见明显膨出，诊断为颈椎退行性改变。心脏B超示：轻度三尖瓣反流。另有宫颈轻度糜烂、双侧乳腺小叶增生。七情致病，治法以解郁为首务。用药：炒陈皮、柴胡、川芎、枳实、白芍、炙甘草、香附、厚朴、半夏，意在疏肝和胃，理气止痛。更用玫瑰花行气郁，桃仁、丹参行血郁，浙贝行痰郁，茯苓、薏苡仁行湿郁。12月5日在原方中加用枸杞子、北沙参、当归、灵芝、鲜铁皮石斛、西红花、龟甲胶、鳖甲胶，补养精血，固本扶羸。熬膏服用，一日2次，每次1匙。

# 扶桑至宝膏

面部痤疮是一种毛囊皮脂腺的慢性炎症，因面生丘疹如刺，可挤出白色碎米样粉汁，又叫粉刺。以面部为多发，多自觉稍有瘙痒或疼痛，病程缠绵，往往此起彼伏，新疹不断继发，影响美观。

### 配方与功效

《摄生秘剖》扶桑至宝膏以桑叶为主，合芝麻、蜂蜜熬膏，润养肝肾，可以作为基础方防治面部痤疮。

**【组成】**黑芝麻120g，嫩桑叶500g，蜂蜜500g。

**【做法】**嫩桑叶洗净，晒干，连同黑芝麻一并研为粉末，过筛后备用。蜂蜜加水，煮沸后过滤去渣，浓缩成清汁，将桑叶、芝麻粉末搅入，边搅边熬，至完全搅匀，膏质黏稠，住火放凉，装瓶。

**【服法】**一日2次，每次取1匙，于空腹时用滚开水冲化服下。

桑叶是清解风热的良药，有清热凉血的作用，并能清肝明目，对于防治痤疮有帮助。现代药理研究发现，桑叶含有芸香苷、槲皮素、氨基酸、维生素，以及铜、锌、硼、锰等矿物质，能维持毛细血管的抵抗力，减少血管通透性，可使因脆性增加而出血的毛细血管恢复正常的弹性。黑芝麻中含有的脂肪油是营养脑细胞的重要物质，维生素E能延缓机体衰老，卵磷脂有强壮神经系统的作用，亚油酸能降血脂、防治动脉粥样硬化。黑芝麻配合蜂蜜，有缓泻的作用。综观本方，桑叶疏风热，芝麻、蜂蜜润肠导郁热，合而清热凉血、润养肝肾，用于精血亏少、形体消瘦、头昏眼花、记忆力减退、腰膝酸软、五心烦热、咽干口燥、面部及背部多发痤疮者。

**识方心得**

桑叶、芝麻二药研粉，合蜂蜜制丸，即古方桑麻丸，又叫扶桑丸、扶桑至宝丹。《医方集解》载其组成：黑芝麻200g，嫩桑叶500g，白蜜500g。做法：上药炼蜜为丸，如梧桐子大。一日2次，每次100丸，白开水送下。功能：养血祛风，润肠通便。主治：肝经虚热引起的头眩目花，迎风流泪，皮肤粗糙，须发早白，大便干结。

《吴门治验录》：卜晦叔三摆渡，昨夜赴席，饮酒不多，忽然神志昏瞀，少腹急痛，头汗渐出，大有昏厥之象，得便稍愈，此气机郁滞，上下不能流通，若不加意调摄，恐渐入厥中一路。用党参24g，陈皮3g，川郁金1.5g，生地（酒洗）18g，茯神（朱拌）15g，川石斛9g，明天麻（面包煨）1.5g，石决明（盐煮）30g。煎取汁，送服桑麻丸12g。

《饲鹤亭集方》同名方，除了桑叶、芝麻、蜂蜜，还配用了制何首乌、党参、女贞子、白蒺藜、菊花、枸杞子、熟地、当归、牛膝、茯苓、麦冬、五味子、密蒙花、望月砂、蝉衣、石决明、草决明，可资临床借鉴。

### 医论及医案

《寿世保元》卷四引胡僧方"扶桑至宝丹"，为丸药剂型。组成为嫩桑叶（去蒂，洗净，曝干，研成粉末）500g，黑芝麻（淘净）120g，白蜜500g。用于治疗肝肾不足引起的头晕眼花，视物不清，迎风流泪。方中重用桑叶为君药，是药味苦甘，性寒，入肺、肝经，祛风清热，凉血明目。臣药是黑芝麻，滋补肝肾，补益精血。二药配合，共奏滋养肝肾、祛风明目之功。吴仪洛《成方切用》说，桑乃箕星之精，其木利关节，养津液，其叶甘寒，入手足阳明，凉血燥湿而除风；黑芝麻甘平，色黑，益肾补肝，润脏腑，填精髓，风湿去则筋骨强，精髓充则容颜泽，却病乌髭。刘德仪《中药成药学》云："本品临证适用于肝肾阴虚的目疾，阴虚咳嗽，津枯便秘，皮肤粗糙，须发早白等。"

《临证指南医案》：胡，脉右劲，因疥疮，频以热汤沐浴，卫疏易伤冷热，皮毛内应乎肺，咳嗽气塞痰多，久则食不甘，便燥结，胃津日耗，不司供肺，况秋冬天降燥气上加，渐至老年痰火之象。此清气热以润燥，理势宜然，倘畏虚日投滞补，益就枯燥矣。霜桑叶、甜杏仁、麦冬、玉竹、白沙参、天花粉、甘蔗浆、甜梨汁，熬膏。

笔者在治疗痤疮时重视养阴清火，兼顾清湿热。重用桑叶、鲜铁皮石斛、生薏苡仁等。痤疮多脓头的，重在祛火毒，配用金银花、连翘、紫花地丁、野菊花，复以杏仁、紫菀、黄芩清肺通腑，取效颇验。如治郭男，17岁。面色萎黄，散发痤疮，背部亦多发，唇口红，口干口苦，大便三四天一行，苔薄腻质干，舌红，脉弦数。立法养阴清热，祛湿泄浊。组成：生地250g，天冬150g，麦冬150g，金银花150g，野菊花150g，紫花地丁250g，桑叶250g，鲜铁皮石斛（榨汁）300g，西洋参（另煎）150g，地骨皮150g，浙贝150g，黄芩150g，丹皮150g，赤芍150g，杏仁150g，薏苡仁300g，乌梢蛇250g，炒谷芽250g，炒麦芽250g，炒鸡内金150g，厚朴花120g，紫菀120g，玉蝴蝶100g，玫瑰花100g，炮山甲（先煎）60g，西红花（研粉收膏）15g，龟甲胶200g，鳖甲胶200g。

## 神仙凝雪膏

面色红润是健康的象征。脏腑功能正常，人体气血旺盛，才会有红润的面色。有病痛的，通过祛除病邪，脏腑功能得以调整，萎黄、㿠白、青灰、暗滞的病态脸色可得到改善；体弱的，通过调养进补，脏腑功能调和，精气充盛，气血和顺，自然会透发出由内而外的美丽。

### 配方与功效

脏腑功能紊乱，因病影响面部色泽的，调补内脏功能可达到健身养颜的效果。古方神仙凝雪膏即是有效的养颜美容膏方。此方出自《太平圣惠方》。

【组成】茯苓500g，松子仁500g，蜂蜜250g，黄酒250g。

【做法】茯苓加工成细粉，过筛取粉；松子仁加水磨成浆；蜂蜜加水用小火煮沸，滤去渣。将蜂蜜水、松子仁浆同放锅中，煮沸后，调入茯苓粉，倒入黄酒，小火熬，边熬边不住手搅动，至膏黏稠，住火候凉，装瓶即成。

【服法】一日2次，于早晚餐食前空腹取1匙，用沸水冲化服下。

茯苓古称"伏灵"，古人认为它是藏伏于松根，有神灵之气的仙草，一年四季都宜服食。《四季补益方》说："有四时神药，名曰茯苓。"在古代，茯苓被视作珍贵礼品。《南史·隐逸传》载，永明十年，陶弘景上表辞禄，诏许之，赐以束帛，敕所在月给茯苓2500g、白蜜1000g。苏东坡年轻时体弱多病，气功、食疗使他恢复了健康，因此非常相信养生之说，他在《东坡杂记》中详细介绍了茯苓的服饵方法。以茯苓为主制作的茯苓饼是著名的宫廷滋补糕点，慈禧喜食并常以之赏赐大臣。慈禧还喜好服用以茯苓为主制成的延寿方。有统计资料表明，慈禧经常服用的13个长寿补益方中，共有64味中药，其中用得最多的是茯苓。

以茯苓为主药熬制而成的茯苓膏，有多个配方。《摄生众妙方》卷二介绍了其中一种制法：白茯苓不拘多少，为细末，用水漂去浮者，漂时先令少用水，如和面之状，全药湿方入水漂澄，取下沉者，以净布扭去水，晒干，再为末，再漂再晒，凡三次，复为细末。每末1斤，拌好白蜜2斤令匀，贮长瓷瓶内，箨皮封口置锅内，桑柴火悬胎煮尽1日，抵晚连瓶坐埋五谷内，次早倒出，以旧在上者装瓶下，旧在下者装瓶上，再煮再入五谷内，凡3日夜，次早取出，埋净土中7日，出火毒。主治痰火。用法是每日早、晚取3~4匙噙嚼，用温开水送下。

## 医论及医案

笔者膏方临床，推荐《备急千金要方》卷二十七中的茯苓膏。方载：茯苓（净，去皮）12kg，松脂12kg，松子仁6kg，柏子仁6kg。上四味，皆依法炼之。松、柏仁捣筛，白蜜2800ml，纳铜器中，汤上微火煎一日夜，次第下药，搅令相得，微火煎7日7夜止，丸如小枣，每服7丸，一日3次。欲绝谷，顿服取饱，即得轻身明目不老。

松子仁是美味的食物，味甘性温，滋阴润肺，善治肺燥咳嗽、肠燥便秘。柏子仁味甘平，主惊悸，安五脏，益气，除风湿痹，《神农本草经》谓其"久服令人润泽，美色，耳目聪明"。茯苓与松子仁、蜂蜜同用，功能健脾益胃、润燥补虚，脾胃阴虚、肺虚咳逆、肠燥便秘都宜采用。

郭士魁拟制复方茯苓膏，用于阴虚失眠。其组方与《备急千金要方》之茯苓膏大异，用的是酸枣仁汤加味。用药：酸枣仁15g，知母15g，远志12g，甘草6g，川芎15g，茯苓12g。以上为一天量，制成膏服用。

笔者治方女，34岁，安徽人。慢性溃疡性结肠炎10余年，稍进食不当就会出现腹泻，便前腹痛，有时痛得难以直立。经过多家医院治疗，仍时有便秘，时有腹泻，便秘时三五天不解，腹泻甚则每天10余次。形体消瘦，身高170cm，体重仅43kg。面色暗滞，面部肌肤粗糙，无光泽。2005年立冬前寻余开膏方。中药调治半月，腹痛腹泻症状消除后，余拟订补脾益肠、温肾固摄膏方。两个月后复诊，自述未再出现腹泻，面色转为红润，体重增加了3kg。处方：红参（研粉）50g，炒白术150g，黄芪250g，茯苓250g，山药250g，陈皮60g，当归120g，浙贝母150g，桑螵蛸120g，鸡内金120g，鹿角霜250g，玉竹200g，炒薏苡仁300g，制何首乌250g，夜交藤250g，狗脊250g，炒川断250g，补骨脂200g，芡实200g，合欢皮150g，白蒺藜150g，炒酸枣仁120g，制香附120g，楮实子120g，台乌药100g，煨肉蔻100g，炙远志60g，砂仁60g，鲜铁皮石斛（榨汁）300g，淮小麦300g，灵芝孢子粉（收膏）60g，西红花（研粉收膏）30g，核桃肉（捣烂）250g，鹿角胶250g，阿胶250g，冰糖250g。做法：上药加水浸1日夜，连煎2次，每次煎2小时，合并煎汁，过滤取清汁，放入其他药，边熬煮边不住手搅动，至质稠膏成时住火，放入灵芝破壁孢子粉，继续搅匀，凉透后装瓶。服法：一日3次，每次取1匙，于食后用开水冲化服用。

## 乌须固本膏

头发的荣枯、精神气色的好坏，反映了脏腑精气的盛衰。《黄帝内经》介绍肾气由未盛到逐渐充盛、由充盛到逐渐衰少继而耗竭的演变过程，直接描述了头发的荣枯变化："女子七岁，肾气盛，齿更发长……三七，肾气平均，故真牙生而长极；四七，筋骨坚，发长极，身体盛壮；五七，阳明脉衰，面始焦，发始堕；六七，三阳脉衰于上，面皆焦，发始白。……丈夫八岁，肾气实，发长齿更……三八，肾气平均，筋骨劲强，故真牙生而长极……五八，肾气衰，发堕齿槁；六八，阳气衰竭于上，面焦，发鬓颁白……八八，则齿发去。"乌须需固本，固本在于补肾益精气。

### 配方与功效

明代医家彭用光著有《体仁汇编》，共5卷，卷五为"试效要方并论"，所选方剂系彭氏自用有效者。书中有乌须固本膏一方。

【组成】黑芝麻60g，松子仁60g，核桃肉60g，柏子仁60g，枸杞子60g，天冬60g，麦冬60g，白术60g，人参60g，五加皮60g，白茯苓60g，赤茯苓60g，生地60g，熟地60g，黄精120g，何首乌240g，黑大豆3500g。

【做法】取黑大豆2500g，与何首乌同置一处，冲入滚开水，盖紧浸泡一宿，去豆不用，取何首乌晒干。另取黑大豆1000g，连同黄精一并置锅内，煮至豆熟，去豆不用。生地、熟地用酒浸过，晒干。黑芝麻、松子仁、核桃肉研为细末，备用。取天冬、麦冬、白茯苓、赤茯苓、柏子仁、枸杞子，连同何首乌、黄精、生地、熟地同置锅内，加水适量，文火煎煮取汁，连煎2次。取2次药汁，用文火浓缩后，加入黑芝麻、松子仁、核桃肉细末，边熬边搅，至稠黏即成。

【服法】一日2次，每次取1匙，用开水化开服下。

乌须固本膏用了多种补肾益精中药及药食两用之品，有乌须发的作用。方中黑芝麻、松子仁、核桃肉补肾益精，养血荣发；柏子仁养心安神，滋肾润燥；五加皮补中益精，益智强志；生地、熟地、天冬、麦冬能加强补精养阴的作用；人参、白术、茯苓增强益气补脾功效，合而成为有效的补精固本、乌须养颜膏方。更为可喜的是，经过黑大豆蒸煮的何首乌、黄精，有很好的口感，黑芝麻、松子仁、核桃肉是可口的佳果，既有药效保证，又使膏变得好吃，让人乐于接受。

识方心得

本膏熬制对黑大豆、何首乌、黄精有特殊的加工要求。做法：取黑大豆2500g，与何首乌一并用滚开水浸泡一宿后，弃豆，取何首乌晒干；另取黑大豆1000g，与黄精一并放锅中，用小火炖煮至豆熟，弃豆，留取黄精。然后，取首乌、黄精与余药煎煮熬膏。经过这般处理，黑大豆的补肾益精、何首乌的滋肾养血、黄精的益气填精作用可得到充分发挥。

## 医论及医案

张云鹏治曹女，36岁。精神疲乏，头晕且痛，脱发颇甚，后竟至全脱，为肾精不足之征；"心为君主之官，神明出焉"，心烦，夜寐不安，乃心失所养；月经提前，则为肝肾失调。所幸纳谷尚可，胃气未伤。诊得舌尖红、苔薄白，示阴伤有热；脉来细缓，为正气不足。综合脉证，属心肾两虚，肝肾失调证。正值冬季将临，宜养心安神，滋补肝肾，调理气血。丹参200g，郁金150g，炒枣仁300g，天麻150g，茯神300g，制何首乌300g，玄参300g，山栀100g，枸杞子150g，黑大豆300g，桑葚300g，连翘300g，菊花150g，黑豆衣300g，五味子100g，生地200g，熟地200g，山萸肉100g，木香50g，珍珠母300g，生黄芪150g，夜交藤300g，女贞子150g，合欢皮300g，陈皮80g，石斛150g。上药煎3次，取汁，加阿胶（烊化）300g、冰糖500g收膏。随访：服膏方3月后脱发之处已生新发，精神渐振，夜寐得安。

笔者曾治张男，29岁。消瘦，面色暗滞，唇口干，两鬓多白发，易疲劳，多烦热，睡眠不实，盗汗出，经常出鼻血，大便干结，甚则一周一行。2011年11月28日初诊。经中药调治，大便两天一行，诸症有所减轻。诉腰膝酸软，疲软乏力，要求补肾提神，提高性功能。苔薄腻，舌红，脉细数。治法：补肾养肝，益精补虚。用药：生晒参、黄芪、生白术、山药、陈皮、茯苓、生地、熟地、九制何首乌、酒黄精、白芍、枸杞子、北沙参、野生灵芝、三七、肉苁蓉、石菖蒲、远志、海马、龟甲胶、鹿角胶等制膏。服后诸症向愈，两鬓白发转黑，进而于2012年3月11日~2013年11月3日断续服用膏方。方中的九制何首乌、酒黄精经过黑豆蒸晒、酒制，能更好地发挥作用。龟甲胶、鹿角胶同用，不仅作收膏的基质，更重要的是取龟通任脉以补阴血，鹿通督脉以壮阳气；合用生晒参、生地、熟地大补气血；茯苓、白术健脾；白芍、枸杞子养肝；肉苁蓉、海马补肾；石菖蒲、远志养心；灵芝调补五脏，诸药合用能使五脏精气充盛，收壮神美发之良效。

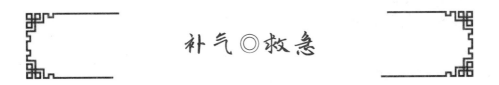

# 补气 ◎ 救急

# 人参大补膏

人参大补元气，补气方特别是大补元气膏方中多用之。朱丹溪曾用一味人参熬膏，配合艾灸治中风脱证。《局方发挥》载有丹溪讲述的救治案例：浦江，郑先生，虽近六十，由于生活条件优越，长得显年轻，但体质并不好。患慢性腹泻经久不愈，人变得虚弱不堪。因房事不知节制，导致精气损伤严重。一天夜里，如厕时卒然倒地，两手舒撒，两眼睁而不闭，视物无光，小便失禁，汗出如雨，喉中发出拉锯声，呼吸微弱。丹溪一边嘱病家取人参急煎熬膏；一边将艾绒捏成小指大，灸患者气海穴，连灸18壮，患者右手微动，又灸3壮，口唇微动。接着边灸气海边灌服人参膏，至后半夜患者眼目能动；继服人参膏患者能语，觉饥；再服，泻痢止；服至十剂后，患者遂安，康复如初。

**配方与功效**

人参单味使用，力专效佳，用于救急。而临床更多是据证配方，用于调养补益。《全国医药产品大全》载有人参大补膏：

【组成】人参30g，党参120g，太子参120g，阿胶30g，黄芪180g，当归90g，杞子90g，五味子180g，制何首乌240g，生地180g，熟地180g，谷芽240g，麦芽240g，茯苓90g，陈皮90g，玉竹120g，黄精120g，女贞子120g，白砂糖4000g。

【服法】一日2次，每次10~15g，用开水冲服。

【功用】本膏具有气血并补、肝肾双滋之功效。治疗气虚血少，呼吸短促，四肢乏力，面色萎黄，失眠健忘，诸虚百损。对于贫血、粒细胞减少症、血小板减少症、结核病、神经衰弱等有特效。由于本膏药性平和、滋补与健胃并举，可增强体力调理保健延年，是较为理想的滋补膏方。

本方最大的优势是补气血、补肝肾，并兼顾调理脾胃的消化吸收功能，补而不滞，宜于调养补益。笔者临床处方用人参时，对于气阴不足者用生晒参，阳虚气弱者用红参，首乌用九制者。生首乌含有大黄酚、大黄素，有促进肠蠕动、通便的作用，主要用于治疗瘰疬疮痈、风疹瘙痒、肠燥便秘；制何首乌，是将生首乌用黑大豆汁与黄酒拌匀，经过蒸晒后入药，特别是经过九次蒸晒的九制何首乌，泻下作用几乎消失，而糖的含量增加，正可以用来滋养补益。前人说的有补肝肾、乌须发作用的正是指九制何首乌。

识方心得

《摄生众妙方》载有人参膏，介绍了人参熬膏的做法：人参去芦，切片，入瓷锅，水高出药一手背，文武火煎干一半，倒瓶中盛之；又将渣煎，连煎3次，将3次所煎之汁去渣，入瓷锅内，用文武火慢慢熬成膏。

## 医论及医案

笔者治台州李男，54岁。体瘦，面色暗滞，手足不温，精神倦怠，腰膝酸软，易感冒；高血压服药中，头晕，耳鸣；睡眠障碍，入睡难、易惊慌；慢性萎缩性胃炎，胃脘时有痞塞，大便干涩。苔白腻质润，舌暗淡，脉细。患者要求膏方补益，余拟仿人参大补膏，补益气血，健脾养心，滋养肝肾。处方：红参50g，红芪200g，茯苓250g，炒陈皮120g，厚朴花120g，炒白芍200g，炒当归120g，砂仁50g，黄精200g，桂枝90g，远志120g，五味子120g，九制何首乌250g，女贞子200g，红枣200g，龙眼肉200g，莲子200g，灵芝孢子粉90g，黄酒200g，龟甲胶200g，阿胶200g，冰糖200g。

又，衢州姜女，33岁。痛经严重，月经两三月一行，试管婴儿4次促排取卵，3次移植，后来基本不会自然排卵，子宫内膜很薄，曾因试管移植后孕8周胎停做清宫手术，因输卵管积水行腹腔镜切除左侧输卵管，结扎右侧输卵管。自诉易疲劳，遇劳即眼睛酸痛，时有胃痛，吃寒凉食物即痛甚，面色萎黄，多掉发，手足不温，腰膝冷痛，恶风怕冷，手脚冰凉，苔薄舌淡，脉沉细。膏方用右归丸化裁，加用红参。参附同用，温阳补元气，胶类药独选鹿角胶400g，以冀温阳补精。服膏方34天月经至，经来不痛，掉头发现象明显好转，B超显示子宫内膜厚8.6mm，有排过卵的迹象。诉睡眠差，易醒多梦，易感冒，苔薄，舌淡红。要求再吃膏方。治法补肾益精，健脾养血。以人参大补膏为方，用药：山参、黄芪、熟地、当归、枸杞子、五味子、茯苓、陈皮、黄精，胶类药选阿胶补血并助睡眠，鹿角胶温阳资益肾精。

又，戴女，44岁。四五年来，入睡困难，醒后难再睡，左乳腺增生，子宫肌瘤，宫颈纳氏囊肿，胆囊息肉，慢性胃炎伴糜烂，胃溃疡，经事提前1周，经量少，苔薄腻，舌淡红，脉细。两年前进服养阴疏肝、活瘀消癥中药，手足温和，诸症减轻，要求再进膏方。以人参大补膏出入。处方：山参10g，生地150g，麦冬150g，炒白术150g，茯神150g，炒酸枣仁200g，柏子仁150g，五味子120g，丹参150g，玄参150g，醋柴胡120克，炒枳壳120克，制香附150g，甘草90g，黄连60g，浙贝母120g，香茶菜250克，桔梗90g，远志90g，龙眼肉150g，鳖甲胶200g，龟甲胶200g，木糖醇200g，黄酒200g。

# 参术膏

以人参和白术为主组成的膏方，命名为参术膏。综观各书，尽管同称参术膏，但组成与功用各有不同。

《证治准绳》参术膏，用人参、白术各等分，煎煮取汁，熬作膏。主治中风虚弱，诸药不应；或因用药失宜，耗伤元气，虚证蜂起；产妇误损尿胞，小便淋沥。

《摄生秘剖》卷四参术膏，除了人参、炒白术，还用了炒薏苡仁、莲肉、炙黄芪、白茯苓、焦六曲、泽泻、炙甘草。主治脾胃亏损，或胀或泻。

《丹溪心法》卷五参术膏，以人参、白术、桃仁、陈皮、黄芪、茯苓、炙甘草，配用猪胞、羊胞，治疗产后胞损成淋沥证。方中参、芪、术、草大补元气，而生阴血；然产后不无瘀浊垢滞之物，故以陈皮行气，茯苓降浊，桃仁去瘀；猪胞、羊胞之用，是假血肉有情之品，以补其所损之不足。

### 配方与功效

明代《外科正宗》载述的参术膏，用于"治痈疽、发背等症，大脓后气血大虚"。痈疽溃后、疮痒后气血亏虚，此时服用参术膏是膏方在外科领域应用的范例。

【组成】人参250g，白术180g，熟地180g。

【做法】人参切片，用水5大碗，砂锅内慢火熬至3碗，将渣再煎汁1碗，共用密绢滤清，复熬稠浓，瓷碗内收贮备用；白术、熟地俱熬，同上法。以上三膏各熬完毕，各用瓷碗盛之，顿入水中，待冷取起，盖勿泄气。

【服法】于清晨并临睡时各服1次。

【功用】强健精神，顿生气血，新肉易生，疮口易合，任疮危险势大脓多者，可保终无变症。

【说明】炎夏天热恐膏易变，分作2次熬用亦好。愈后能服，须发变黑，返老还童，以上诸方，功难及此。

人参大补元气，白术健脾补气，配用熟地补血滋阴，有很好的大补气血作用。各科病症凡气血亏虚者，均可以本膏进行调养补益。

本膏方的显著特点在于三药分别熬膏，服用时取三膏调和。此法可供现代临床借鉴。精神短少，懒于言动，短气自汗，以人参膏3匙、白术膏3匙、地黄膏1匙，用好酒一杯顿热化服；脾气虚弱，饮食减少，或食不知味，或已食不化，用白术膏3匙、人参膏2匙、地黄膏1匙，热酒化服；腰膝酸软，腿脚无力，皮肤手足粗涩枯槁，用地黄膏3匙、人参2匙、白术膏1匙，热酒化服；如气血、脾胃相等无偏胜负者，三膏各2匙，热酒化服。

## 医论及医案

薛立斋治一人，年60余。素善饮酒，两臂作痛，服祛风治痿之药，更加麻木发热，体软痰涌，腿膝拘痛，口噤语涩，头目晕重，口角流涎，身如虫行，痒起白屑。臂麻体软，脾无用也；痰涎自出，脾不能摄也；口斜语涩，脾气伤也；头目晕重，脾气不能升也；痒起白屑，脾气不能荣也。遂用补中益气汤加神曲、半夏、茯苓。30余剂，诸症悉退。又用参术膏而愈。

《临证指南医案》：华，神伤于上，精败于下，心肾不交，久伤精气不复谓之损。《内经》五脏之损，治各不同。越人有上损从阳、下损从阴之议。然必纳谷资生，脾胃后天得振，始望精气生于谷食。自上秋至今日甚，乃里真无藏，当春令泄越，生气不至，渐欲离散。从来精血有形，药饵焉能骤然充长。攻病方法，都主客邪，以偏治偏。阅古东垣、丹溪辈，于损不肯复者，首宜大进参术，多至数斤。谓有形精血难生，无形元气须急固耳。况上下交损，当治其中。若得中苏加谷，继参入摄纳填精敛神之属。方今春木大泄，万花尽放，人身应之。此一月中，急挽勿懈矣。参术膏，米饮调送，接进寇氏桑螵蛸散去当归，此宁神固精，收摄散亡，乃涩以治脱之法。又半月来，服桑螵蛸散以固下，参术膏以益中，遗滑得止，其下关颇有收摄之机。独是昼夜将寝，心中诸事纷纷来扰，神伤散越，最难敛聚，且思虑积劳，心脾营血暗损，血不内涵，神乃孤独，议用严氏济生归脾方，使他脏真气咸归于脾。今夏前土旺司令，把握后天，于理最合。

又，某，入夏发泄主令，由下损以及中焦，减谷形衰，阴伤及阳，畏冷至下。春季进河车、羊肉温养固髓方法，积损难充，不禁时令之泄越耳。古人减食久虚，必须胃药。晚进参术膏，早用封固佐升阳法，长夏不复奈何。鹿茸（生研）30g，鹿角霜30g，熟地60g，菟丝子30g，人参30g，茯苓30g，韭子60g，补骨脂（核桃蒸）30g，枸杞子30g，柏子仁30g。蜜丸，早服12g，人参汤送下。参术膏方：人参120g，另用泉水熬；九蒸白术120g，另用泉水熬。各熬膏成，以炭火厚掩干灰，将药罐炖收至极老为度，每用膏7.5g，开水化服。

《沈氏医案》：一产妇患疟久不愈，百病蜂起，其脉或洪大，或微细，或弦紧，或沉伏，难以名状。用六君加炮姜20余剂，脉症稍得；又用参术煎膏，佐以归脾汤，百余剂而瘥。

《里中医案》：邹中涵，久困痿喘，痰中时或带血，服清金保肺、降火滋阴无益。余曰：阳强而阴弱，本于中气不足，而虚炎干清肃之司也。若血家之药，投在上苦腻膈，在下苦滑润矣。中涵曰：胸中滞闷，已非朝夕，肠胃近滑泄矣。遂煎参术膏，日暮同二陈汤服，喘嗽咸宁。

# 补中益气膏

李东垣《脾胃论》载有补中益气汤一方，用于治疗中气下陷病证。基本用药有黄芪、炙甘草、人参、酒当归、陈皮、升麻、柴胡、白术等。方中黄芪补中益气，升阳固表，用为君药；人参、白术、甘草甘温益气，补益脾胃，用为臣药；陈皮调理气机，当归补血和营共为佐药；升麻、柴胡协同人参、黄芪升举清阳为使药。综合全方，一则补气健脾，使后天生化有源，脾胃气虚诸证自可痊愈；一则升提中气，恢复中焦升降之功能，使下脱、下垂之处自复其位。

### 配方与功效

笔者调治重症肌无力、眼睑下垂、胃下垂、久泻久痢、脱肛及子宫下垂等，将补中益气汤改为膏剂，与龟鹿二仙胶同用，以冀较长时间服用，起到调养补益的效果。

【组成】黄芪150g，生晒参150g，炙甘草150g，大枣150g，柴胡60g，白术100g，当归100g，陈皮60g，升麻60g，枸杞子150g，龟甲胶150g，鹿角胶150g，蜂蜜250g。

【做法】将各药同放锅中，加水浸一日夜，连煎2次，每次2小时，混合药汁，过滤取清汁；蜂蜜加水煮沸，过滤去渣。将药汁与蜜汁混合，用小火熬煮，至膏稠住火，放凉装瓶。

【服法】一日2次，于空腹时，每取1匙，用沸水冲化服下。

李东垣补中益气汤的加减用药十分讲究，笔者膏方仿其例：恶寒冷痛者，加肉桂；恶热喜寒而腹痛者，加白芍、黄芩；天凉时恶热而痛，加白芍、黄芩、甘草、肉桂；天寒时腹痛，加益智仁、半夏；头痛加蔓荆子，痛甚加川芎；头顶痛、脑痛加藁本，痛甚加细辛；脐下痛加熟地黄，有寒则加肉桂；胸中气壅滞，加青皮；身重痛属有湿者，合五苓散；如风湿相搏，一身尽痛，加羌活、防风、升麻、苍术；冬月或春寒，或秋凉时，加麻黄；春令大温，加佛耳草、款冬花；夏月病嗽，加五味子、麦门冬；如病患能食而心下痞，加黄连；如胁下痛，或胁下急缩，加柴胡。

补中益气汤治疗胃下垂、子宫下垂、脱肛及气虚发热颇俱神效。现代临床常用其治疗低血压、头痛、失眠、梅尼埃病、眼睑下垂、慢性腹泻、女性尿道综合征、白带过多、产后尿潴留、产后及妇产科手术后尿失禁、前列腺增生、男性不育、术后发热、慢性低热以及化疗毒副反应等，拟定膏方时可根据具体情况作相应加减。

## 医论及医案

《吴门治验录》：谢，脉象尺强寸弱，气虚下陷，有降无升，故动则气逆而喘，足跗浮肿，安卧一夜稍消。症由脾泻而起，其中虚更不待言。据脉参症，温补下元无益，必须升清降浊，方得平复，拟东垣法：人参、天冬、五味子、炙黄芪、焦白术、炙甘草、橘白、炙升麻、茯苓皮、炒桑枝。两手脉象渐平，但嫌无力，节气虽过，仍宜阴阳平补数剂，后再商膏丸并进之法。朝服丸药，晚服膏方。膏方用药：高丽参30g，肥玉竹240g，炙黄芪90g，炒白术60g，茯神120g，酸枣仁60g，炒山药120g，远志肉60g，麦冬90g，炒当归120g，炙升麻1.5g，酒炒白芍90g，百合240g，陈香楠木90g，炙甘草30g，龙眼肉240g，五味子15g，橘白60g。

黄文东治倪女，20岁，学生。渐感面黄乏力，饮食减少，贫血现象明显，住院诊为再生障碍性贫血。初诊：1967年6月14日。面无华色，形瘦神疲，纳食甚少，月经色淡量少，经期延长。舌质淡，脉细弱。疲劳过度，内伤肝脾，肝不藏血，脾不统血，水谷不化精微，气血来源缺乏，兼有阳虚恶寒之象。治以健脾养肝，调补气血，兼温肾阳之法。用药：党参、白术、黄芪、炙甘草、当归、白芍、仙鹤草、鹿角片、巴戟肉、红枣。1968年2月，患急性阑尾炎，因贫血未动手术，采取保守疗法。同年3月因贫血而昏倒1次，入院治疗，中药继用前方，两个月后，血象上升。至6月出院，逐步减少西药，中药改为2天1剂。1969年3月，西药完全停用，单用中药。处方：党参12g，炒白术9g，炙黄芪12g，炙甘草6g，当归12g，白芍9g，仙鹤草30g，红枣10枚，加制狗脊9g，川续断9g，制何首乌9g，淫羊藿12g，阿胶（烊冲）9g，鹿角胶（烊冲）5g。此方每日服1剂，至1969年冬，用10倍量煎成膏剂，每日冲服。1969年以来，患者自觉精神较好，体力渐复，血象一直稳定，一般家务已能胜任。1970年以后，继续服用中药。1972年以后，秋冬服用中药或膏药调补。

笔者治朱男，38岁。慢性溃疡性结肠炎10余年，大便每天3~4次，多气泡，有时下血，并有黏液，里急后重，少腹疼痛，便后痛减，但腹胀。健脾养肝中药调治半年，症情稳定，面色转红润，大便转正常，改用膏方调治，以健脾益肾为主，兼清肠祛浊。处方：黄芪150g，山参（研粉收膏）30g，炒白术200g，山药200g，茯苓200g，陈皮90g，当归120g，赤芍120g，炒薏苡仁300g，鸡血藤300g，炒扁豆250g，炒地榆200g，赤石脂200g，马鞭草200g，仙鹤草200g，炒槐花200g，补骨脂150g，白蒺藜150g，炒枳壳150g，诃子肉120g，槟榔120g，秦皮120g，炒鸡金120g，血余炭120g，肉豆蔻90g，煨干姜60g，白蔹60g，砂仁（后入）60g，三七粉（收膏）30g，石斛（另煎）250g，灵芝孢子粉（收膏）50g，龟甲胶250g，鹿角胶250g，冰糖250g。

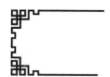
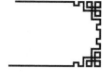

# 养血◎补虚

## 两仪膏

两仪膏出自明代医家张景岳的《景岳全书》，用于补益精气。药仅两味，人参补气，熟地补阴。气属阳，血属阴，二药补阴阳，能双补气血，制膏服用名"两仪膏"。

### 配方与功效

本膏方所用人参和熟地均是景岳推崇的补益良药。《景岳全书·新方八阵》"补阵"列方29首，人参、熟地同用的就有大补元煎、五福饮、七福饮、三阴煎、五阴煎、补阴益气煎、两仪膏、赞化血余丹8首。景岳论人参、熟地指出，凡诸经之阳气虚者，非人参不可；诸经之阴血虚者，非熟地不可。人参有健运之功，熟地禀静顺之德，一阴一阳，相为表里。一行一气，互主生成。性味中和，无逾于此，诚有不可假借而更代者也。至于人参配伍熟地黄，补气以人参为主，芪术可为之佐；补血以熟地黄为主，川芎、当归可为之佐。然在黄芪、白术、川芎、当归，则又有所当避，而人参、熟地黄则气血之必不可无。

【组成】人参120g或250g，熟地500g。

【做法】上二味，用好甜水或长流水15碗，浸一宿，以桑柴文武火煎取浓汁。若味有未尽，再用水数碗煎取汁，并熬稍浓，乃入瓷罐，重汤熬成膏，入真白蜜120g或250g收之。若劳损咳嗽多痰，加贝母120g亦可。

【服法】每以白汤点服。

【功用】治精气大亏，诸药不应，或因克伐太过，耗损真阴。凡虚在阳分而气不化精者，宜参术膏；若虚在阴分而精不化气者，莫妙于此。其有未至大病而素觉阴虚者，用以调元，尤称神妙。

《医门八法》载有加味两仪膏，在人参、熟地的基础上，加用当归、黄芪、乌梅，或加制附子。功能阴阳双补，主治虚证厥逆、吐血以及大汗淋漓虚脱证。同时强调随证用引经药：有痰以陈皮为引，有热以麦冬为引，有寒以生姜为引。

本方在《中国药典（1963年版）》有收载，同时收录于刘树三主编的《中国常用中成药大全》中，功能补气益血，用于气血亏虚、身体羸瘦、精神疲困、病后虚损，还用于短气乏力、头晕目眩、心悸失眠、经血不调、贫血、低血糖、低血压等。

**识方心得**

现代复方阿胶浆是在两仪膏基础上加黄芪、山楂、白术、枸杞子等而成，功效补血止血、滋阴润燥。张宇航等观察复方阿胶浆对恶性肿瘤化疗后白细胞减少症的疗效，认为复方阿胶浆能改善恶性肿瘤患者白细胞减少症的骨髓抑制。邵玉英等观察口服复方阿胶浆对乳腺癌化疗后骨髓抑制的治疗效果，发现其能够升高白细胞，纠正贫血，改善造血功能，减轻化疗对骨髓的损伤，对患者顺利完成化疗具有积极的作用。姚桂初等采用复方阿胶浆治疗神经衰弱症，发现其能有效地改善头昏失眠、心悸怔忡、健忘等虚损症状。

## 医论及医案

《类证治裁》：倪，年近七旬，木火体质，秋嗽上气喘急，痰深而黄，甚则不得卧息，须防晕厥。治先平气定喘，蜜桑皮、苏子、杏仁、川贝母、茯神、瓜蒌、百合。二服后，加白芍、麦冬。述旧服两仪膏痰多食减，今订膏方。用熟地（砂仁末拌熬晒干）120g，高丽参30g，茯苓90g，甜杏仁（炒研）150g，莲子240g，酸枣仁30g，枇杷膏120g，燕窝45g，橘红24g，贝母30g，山药90g，阿胶30g。各药熬汁，阿胶收膏，开水化服。

《丛桂草堂医案》：家君自少时即患肺病，咳嗽咯血，必服泻白散及贝母、山栀、麦冬等药，数剂始愈。嗣后遇劳碌及恼怒时，病即复作，然亦有隔数年不发者。辛亥七月，天气酷热，偶因诊事劳碌，病又复发，咳嗽咯血，发热口干，服清养药数剂，虽小愈，而精神则殊疲弱。至九月间，惊忧交并，病又大作，咳嗽咯血，能坐而不能卧，精神益疲，煎剂无大效。乃以两仪膏进，日服三次，甚觉合宜，接服至十日，血渐少，亦稍稍能睡矣。自是遂以两仪膏、集灵膏二方合并，仍制成膏剂，接服月余，咯血全止，精神亦大恢复，但微有咳嗽而已。

王庆其治陈女，39岁。有乳腺小叶增生及胃下垂病史，近两年来月经周期经常提前，每次6~7天方净，经行腹痛，经前乳房胀痛，饮食不慎则泛酸，畏寒肢冷，大便艰难，面色不华。苔薄腻，舌淡，脉细。中气不足，又有阳虚之象。故以补中益气汤调补脾胃，升阳益气；以两仪膏滋阴血，扶阳气，气血并补，重在健脾和胃，调经益肾。用药：黄芪300g，牡蛎300g，党参200g，山药200g，天麻200g，莲肉200g，熟地120g，川芎120g，制狗脊120g，当归120g，延胡索120g，葛根120g，炒白术150g，肉苁蓉150g，茯苓150g，川断150g，桑寄生150g，巴戟肉150g，女贞子150g，楮实子150g，枸杞子150g，红枣100g，菟丝子100g，制何首乌100g，杜仲100g，炒枳壳40g，炒枳实40g，甘草40g，青皮30g，炮山甲60g，佛手60g，苏梗60g，夏枯草90g，制香附90g，焦山楂50g，神曲50g。诸药煎浓汁。另用生晒参100g，红参30g，鹿角胶200g，龟甲胶200g，冰糖250g。

# 人参归脾膏

《济生方》载有归脾汤，功能健脾益气、补血养心，主治思虑过多、劳伤心脾、健忘怔忡。用药：白术、茯神、黄芪、龙眼肉、炒酸枣仁、人参、木香、炙甘草等。其方被广泛采用，除了用作汤剂，被加工成水丸、蜜丸、浓缩丸等，命名为人参归脾丸，收录在《北京市药品标准》《中国常用中成药大全》中。

### 配方与功效

笔者膏方临床，常以归脾汤为主方，组成人参归脾膏，用于心脾亏虚、气血不足者。

【组成】人参30g，炒白术150g，茯苓200g，炙黄芪200g，当归120g，龙眼肉150g，炒酸枣仁150g，炙远志90g，木香90g，炙甘草90g，阿胶250g，鹿角胶150g，黄酒200g，蜂蜜200g。

【做法】将各药同放锅中，加水浸一日夜，连煎2次，每次2小时，混合药汁，过滤取清汁；蜂蜜加水煮沸，过滤去渣。将药汁与蜜汁混合，用小火熬煮，至膏稠住火，放凉装瓶。

【服法】一日2次，每取1匙，于空腹时用沸水冲化服下。

本方人参、黄芪同用，补气力足；白术、茯苓、炙甘草同用，补脾益气，兼以养胃；当归、龙眼肉补血养心；酸枣仁、远志有镇静宁心作用；蜂蜜润养补虚。诸药全用补气养血，健脾胃，益心神。用于治疗劳伤心脾，气血两虚，心悸不宁，遇事善忘，睡眠障碍，失眠多梦，体倦食少，面色萎黄，舌质淡，苔薄白，脉细弱；以及术后气血亏虚，脾不统血所致便血；妇女月经超前，量多色淡；或月经延后，量少色淡；或缠绵不绝，淋漓不止，均宜服用。

识方心得

《临证指南医案》载，陈某，脉左虚涩，右缓大，尾闾痛连脊骨，便后有血，自觉惶惶欲晕，兼之纳谷少，证为中下交损，八脉全亏，早进青囊斑龙丸峻补玉堂关元，暮服归脾膏涵养营阴，守之经年，形体自固。

### 医论及医案

《慎五堂治验录》：陆芝兰室，壬午十一月二十四日，葫芦泾。呕血盈碗，肤黄足肿，耳鸣眩晕，目暗无光。刻下血虽止而脘间仍有上冲泛恶，此原虚而肝逆不和也。拟调肝和胃治之，血不上冒则妥。……失血后调理，拟用归脾汤加味熬膏日服，使周身之气咸归于脾，脾气得旺，血有所生，气血充足，何忧腰酸、经断、肤黄、泄泻之不已哉？党参90g，广木香21g，生地90g，杜仲炭120g，黄芪60g，茯神120g，益智仁21g，紫石英90g，白术30g，远志18g，枸杞子45g，陈皮24g，当归45g，炒酸枣仁45g，白芍45g，灶心土120g，炙甘草30g，龙眼肉60g，川楝子15g，香附90g，丹参45g，红枣90g，冬虫夏草15g。上药河水浸，文火熬浓，去渣，用饴糖90g收膏，每日米饮冲服5匙。

杨继苏治朱男，70岁。贲门、胃大部切除术后近两年，易泛酸，呃逆。诊查：形体消瘦，平卧时易泛酸，纳可，大便尚正常，苔薄白，舌质红，脉细。辨证：术后气血亏虚，胃逆失和。中医诊断：呃逆，虚劳（气血不足）。治则：冬令调补当益气血，佐以和中降逆。患者行贲门胃大部切除术后，上失括约，主要分泌胃酸的胃窦部尚存。因术后胃之体积缩小，故遇饮食不慎、平卧时胃酸易于上泛。又由于纳食减少，气血生化来源不足，及创伤需复元，而见形体消瘦。冬令之际，治以标本并顾，调气血，降胃逆，调补缓图，使能逐渐康复。处方：党参200g，黄芪200g，炒白术120g，熟地120g，炒丹参150g，制黄精150g，山药100g，枸杞子100g，麦冬120g，制玉竹150g，姜半夏100g，黄连30g，吴茱萸20g，乌贼骨120g，广木香90g，煨肉果100g，葛根100g，炒陈皮90g，红枣150g，生姜片40g，阿胶200g，黄明胶200g，冰糖500g。

盛增秀治王女，28岁。心主神明，心营不足，神失安藏，是以夜寐不宁，心情不舒；冲任两脉隶属于肾，肾虚则冲任不调，遂令月经愆期量少；又脾为气血生化之源，脾虚则运化失健，气血乏源，以致面色萎黄，精神疲乏，经来量少与此亦密切相关。脉象濡细，舌淡红边有齿印，显系气血两虚之象。盖妇人以血为本，欲营血充盈，须从调理心脾肾三脏着手。宜膏方缓图，方用三才汤、归脾汤、右归饮合化。党参250g，黄芪300g，炒白术250g，当归250g，炒白芍200g，熟地黄300g，灵芝100g，肉桂60g，茯苓250g，龟甲250g，鹿角霜150g，枸杞子250g，龙眼肉200g，炒枣仁250g，茯神200g，炙远志150g，广木香60g，怀山药250g，黄肉250g，肉苁蓉200g，巴戟肉150g，杜仲250g，炙甘草200g，红枣200g，天门冬250g，阿胶150g，冰糖200g，黄酒200g。

笔者治某女，57岁。三年前接受胃癌根治手术，经化疗全身状况尚可，但进食稍多即有饱胀感，时有嗳气，口不干，喉间有痰，大便溏，睡眠差，怕寒，手足不温，苔白腻，舌淡，脉濡细。拟健脾养血，补气益胃。处方：生晒参120g，炒白术120g，黄芪200g，茯苓200g，薏苡仁300g，枳壳200g，山药250g，灵芝300g，藤梨根300g，蛇舌草300g，香茶菜250g，浙贝200g，炒山楂250g，川芎120g，合欢皮150g，陈皮60g，炒鸡内金150g，煨肉豆蔻60g，砂仁30g，生谷芽200g，生麦芽200g，核桃肉250g，龟甲胶200g，鹿角胶150g，黄酒200g，冰糖250g。

## 桑葚蜜膏

桑葚，味甘，性寒。主治肝肾不足，血虚精亏，头晕目眩，腰酸耳鸣，须发早白，失眠多梦，津伤口渴，消渴，肠燥便秘。《本草经疏》分析其功用，云桑葚甘寒益血而除热，为凉血补血益阴之药，消渴由于内热，津液不足，生津故止渴。五脏皆属阴，益阴故利五脏。阴不足则关节之血气不通，血生津满，阴气长盛，则不饥而血气自通矣。热退阴生，则肝心无火，故魂安而神自清宁，神清则聪明内发，阴复则变白不老。甘寒除热，故解中酒毒。性寒而下行利水，故利水气而消肿。

刘完素《素问病机气宜保命集》中的文武膏，就是以桑葚配合砂糖熬膏，功用养血润燥，治疗血虚生风、血痹风痹，肝肾两虚、腰膝酸软，老年肠枯、大便秘结。《上海市药品标准》收载其方，命名为桑葚膏。

### 配方与功效

《医学大辞典》桑葚膏，是鲜桑葚与蜂蜜配合熬膏，用于滋补肝肾、聪耳明目，调治失眠健忘、目暗耳鸣、烦渴、便秘及须发早白。该膏又称为桑葚蜜膏。

从补肝肾、益心脾的需要出发，笔者在桑葚蜜膏的基础上，配用九制何首乌补肝肾，鲜铁皮石斛养阴，灵芝孢子粉保肝，人参叶、麦冬清养生津，组成了加味桑葚蜜膏，用于调治慢性肝病、睡眠障碍。

【组成】鲜铁皮石斛（榨汁）600g，九制何首乌600g，桑叶600g，桑葚600g，人参叶250g，麦门冬250g，灵芝孢子粉（分冲）60g，蜂蜜600g。

【做法】鲜铁皮石斛洗净，切成段，拍松，放榨汁机中，加水约500g，榨取汁，过滤取清汁；将首乌、桑叶、桑葚、人参叶、麦门冬，连同铁皮石斛渣，一并放锅中，加水足量，文火熬煮2小时，连煎2次，合并煎汁，过滤取清汁；蜂蜜加水用小火煮沸，过滤去渣。将蜂蜜、鲜铁皮石斛清汁与药汁同放锅中，用小火浓缩，边煮边搅，至黏稠成薄膏，住火候凉后装瓶。

【服法】一日2次，每次取1匙，用沸水冲化，临服用时调入灵芝孢子粉0.5g。（注：本膏分60天服用，灵芝孢子粉取每包重0.5g包装者，共120包，一日2次，每次1包）

方中九制何首乌的功用为补肝肾、益精血、乌须发、强筋骨，有一定的补益养肝作用；桑葚是滋补肝肾、养血祛风的滋补佳果。九制何首乌、桑葚与蜂蜜同用，对于慢性肝病的防治，以及亚健康的调养均有帮助。

**识方心得**

生首乌有一定毒性，入药必须采用制何首乌。制何首乌的加工方法：取何首乌片或块，照炖法用黑大豆汁拌匀，每100kg何首乌片（块）合黑大豆10kg，置非铁质的适宜容器内，炖至汁液吸尽；照蒸法，清蒸或用黑大豆汁（取黑大豆10kg，加水适量，煮约4小时，熬汁约15kg，豆渣再加水煮约3小时，熬汁约10kg，合并得黑大豆汁约25kg）拌匀后蒸，蒸至内外均呈棕褐色，晒至半干，切片，干燥。最为理想的制首乌是经过九次蒸晒的九制何首乌，其补肝肾作用显著，又有补血作用，可治疗血虚萎黄、头晕目眩、头发早白等，还能降血脂及胆固醇、增强机体抗氧化能力、降低自由基损害机体的致衰作用、增强免疫力、帮助睡眠、健脑益智。本膏对于长期无法安睡、记忆力下降等亚健康人群有很好的调补作用。

## 医论及医案

《张聿青医案》：梁女，左脐旁瘕聚已久，发则攻筑，为痛为胀，偏右头疼，略一辛劳辄绵绵带下。良以木郁不条达，厥阴之气滞积成形，下为瘕聚，上为乳病。木旺而阳气上升，是为头痛。冲气不和，则奇脉不固，以致脂液渗泄。木郁宜舒，而肝为刚脏，其体宜柔，从养血之中，参疏肝调气法。处方：熟地150g，党参120g，清阿胶（溶化冲入）120g，生地180g，炒枸杞子90g，青皮（蜜水炒）45g，白蒺藜（炒，去刺）90g，全当归（酒炒）75g，黑豆衣90g，小茴香（炒）24g，制香附（研）30g，白芍（酒炒）60g，制何首乌（切）150g，麸炒枳壳30g，柏子仁（去油）90g，川芎30g，川楝子（切）30g，茯神90g，山栀（姜汁炒）60g，滁菊花30g，杜仲90g，玉竹90g，炙甘草21g，龙眼肉120g，淮小麦120g，酸枣仁（炒研）60g，南枣150g。用法：上药共煎浓汁，加白蜜90g，冲入收膏，每晨服一调羹，开水冲服。

《一得集》：金衢严桑观察，过于劳顿，虚阳上冒，更挟痰火，上阻清空，下流足膝，年逾古稀，体质偏阳，头晕脚弱。患此数年，退归静养，医治罔效，召余治之。脉浮滑数大，溢上鱼际，正《脉法》所云高章之脉也。余曰：高年亢阳为患甚多。徐洄溪云：凡年高福厚之人，必有独盛之处。症似不足，其实有余也。夫头面诸窍，乃清空之地，六阳经脉之所会聚。上窍皆奇，尤为阳中之阳。厥阴风火内旋，蒸腾津液，如云雾之上升，清阳不利，则为眩晕。且痰之为物，随气升降，无处不到，气有余即是火。其冲于上也，则为眩晕。流于下也，则成痿痹。入于肢节，则如瘫痪。藏于胞络，则为痫厥。阴不足而阳有余，所谓上实下虚是也。治以清痰火为先，次熄肝风，终以养血潜阳，徐图奏效。方用鲜橄榄数斤，敲碎煮汁，人乳蒸西洋参、川贝母、金钗石斛、桑葚、白蒺藜、麦冬、山栀皮、竹沥，少佐生姜汁，同熬膏，入生矾末，每清晨用开水冲服9~12g，服之颇安。再诊改用茯神、人乳蒸西洋参、石斛、山栀皮、桑葚、蒺藜、生牡蛎、甜杏仁、川贝母、麦冬、石菖蒲、竹沥、姜汁等，调理两月，渐能步履。

## 琼玉膏

琼玉膏是补益膏方的代表方剂，提到膏方，人们就会想到它。《古今名医方论》载："干咳者，有声无痰，火来乘金，金极而鸣也。此本元之病，非悠游渐渍，难责成功。若误用苦寒，只伤脾土，金反无母。故丹溪以地黄为君，令水盛则火自息。又损其肺者益其气，故用人参以鼓生发之元。虚则补其母，故用茯苓以培万物之本。白蜜为百花之精，味甘归脾，性润悦肺，且缓燥急之火。四者皆温良和厚之品，诚堪宝重。郭机曰：起吾沉瘵，珍赛琼瑶。故有琼玉之名。"

### 配方与功效

琼玉膏最早记载于南宋洪遵的《洪氏集验方》，洪氏称其为"引申铁瓮方"。是方由高丽参、生地黄汁、茯苓和蜂蜜组成。以地黄汁同蜜熬沸，高丽参、茯苓研成粉末和入，熬制成膏，用温酒或白开水化服。用于养阴润肺、调补脾胃，治疗虚劳干咳、咽燥咯血。

【组成】人参75g，生地800g，茯苓150g，白蜜500g。

【做法】人参、茯苓加工成粉末，过筛取粉用；白蜜用小火煮沸，滤去渣用；生地黄水煎取汁，过滤后用。将各物同放锅中，先用武火煮沸，再改用文火，边熬煮边不断搅动，至膏稠住火，放凉后装瓶。

【服法】一日1次，每次1匙，于晨起空腹时，用温酒化服。不饮酒者用开水冲化服用。

【功用】滋阴润肺、益气补脾，用于肺阴亏损、虚劳干咳、咽燥咯血、肌肉消瘦、气短乏力。方中生地滋阴壮水为主药，白蜜养肺润燥为辅药，配用人参、茯苓补脾益气，茯苓同时还能化痰。各药相互配合，功能滋阴润肺、益气补脾。

金末元初，王好古将该方收入《医垒元戎》中，称此膏"填精补髓、发白变黑，返老还童，行如飞羽。日进数服，终日不识不食，通心强志，日诵万言，神识高迈，夜无梦寐……此药可以与三才丸为表里"。王好古爱好道家丹药之学，将该方由治疗"虚劳干咳、咽燥咯血"的方药演化成了具有浓厚道教色彩的养生服食方。《医垒元戎》也是目前可考的最早的记载琼玉膏应用于益寿延年的文献。

明永乐年间，明成祖朱棣为了长葆青春，降旨太医院拟订驻颜专方。御医们经过集体讨论，决定在琼玉膏方中加入枸杞子、天冬、麦冬，调制成膏，献给皇帝。永乐皇帝服食后，驻颜效果十分显著，于是赐予此膏"益寿永贞"的美名。

明·李时珍《本草纲目》载方仍是以地黄汁、人参、茯苓三味药为主，配以白蜜。称此方常服可"开心益智，发白返黑，齿落更生，辟谷延年。治痈疽劳瘵，咳嗽唾血"。

清代宫廷将此膏作为延年益寿之方，据《清太医院配方》及《清宫医案研究》记载，雍正皇帝常服此方，并以之赏赐臣下，称此药填精补髓，能返老还童、补百损、除百病，使发白转黑、齿落更生、终日不饥，功效不可尽述。

识方心得

　　实验研究发现，琼玉膏能提高动物下丘脑抗氧化能力，延缓其在体内过氧化所造成的各种病理性损害，缓解大脑单胺类神经递质的下降速度，纠正神经递质代谢紊乱造成的损害。此实验证明琼玉膏对小鼠实验性衰老模型具有延缓衰老、改善衰老症状的良好作用。

## 医论及医案

金元四大家之一朱丹溪在《丹溪心法》中，将本膏方的功用定位为滋补肺肾，云："损虚吐血，不可骤用苦寒，恐致相激，只宜琼玉膏主之……

好色之人，元气虚弱，咳嗽不愈，宜琼玉膏主之，治虚劳干咳最捷。"

《张聿青医案》：杨女，产后久咳，复产更甚，吐血时止时来，不能左卧，甚至音声雌暗，左胁辘辘有声，咽痒有时呕吐。脉细弦数，舌红少苔。阴虚木旺，木叩金鸣。证入损门，不敢言治。处方：阿胶珠9g，金石斛12g，生扁豆9g，天冬6g，青蛤散12g，生白芍7.5g，生甘草1.2g，怀牛膝9g，冬虫夏草6g，琼玉膏（分两次冲服）15g。

《南雅堂医案》：君相火亢，水涸液亏，证系下虚上实，时有暴怒跌仆之患，兹勉拟一方，借以滋液救焚，俾药力直达于下，不助上焦之热，庶克有济，遵琼玉膏法。鲜生地捣自然汁1000g，生白蜜500g。上药用铅罐封固，以铁锅盛清水，中设木架，放罐于上。取桑柴火煮三昼夜，频添水，至三日后方可住火。连器浸冰水中，一日取出，再加白茯苓（蒸熟研粉）500g、真秋石（银罐内煅研)30g、人参（蒸透研)180g，此三味合前药拌匀，切成块，用小口瓷瓶收贮，勿令泄气，每晨空心用滚水调服15g。

《洄溪医案》载：平望镇张瑞五，素有血证。岁辛丑，余营葬先君，托其买砖灰等物，乡城往返，因劳悴而大病发，握手泣别，谓难再会矣。余是时始合琼玉膏未试也，赠以数两而去，自此不通音问者三四载。一日，镇有延余者，出其前所服方。问：何人所写？则曰：张瑞五。曰：今何在？曰：即在馆桥之右。即往候之。精神强健，与昔迥异，因述服琼玉膏后，血不复吐，嗽亦渐止，因涉猎方书，试之颇有效，以此助馆谷所不足耳。余遂导以行医之要，惟存心救人，小心谨慎，择清淡切病之品，俾其病势稍减，即无大功，亦不贻害。

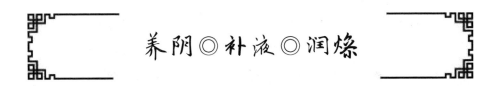

养阴 ◎ 补液 ◎ 润燥

## 二冬膏

天冬、麦冬性味俱甘寒，均有清热滋阴、生津润燥、润肺止咳之功，二药合用，其功益彰。陈家谟《本草蒙筌》说，天冬、麦冬并入手太阴经，而能祛烦解渴，止咳消痰，功用似同，实亦有偏胜也。麦冬兼行手少阴心，每每清心降火，使肺不犯于贼邪，故止咳立效；天冬复走足少阴肾，屡屡滋肾助元，令肺得全其母气，故消痰殊功。二药同用，加蜂蜜熬膏，即成二冬膏。

### 配方与功效

二冬膏在《中国药典》中有载录，其为黄棕色稠厚的半流体，味甜、微苦。功能养阴润肺，主治燥伤肺津或阴虚肺热引起的咳嗽。追溯历史，二冬膏出自《摄生秘剖》。

【组成】天冬（去心）500g，麦冬（去心）500g。

【做法】水煎取汁，再将渣水煎，以无珠为度，入蜜熬稠成膏。

【服法】口服，一日2次，每次9~15g。

【功用】清心润肺，降火消痰。主虚劳阴虚火旺，咳嗽有痰，心烦口渴。是膏用天冬清金降火，益水之源，故能下通肾气以滋阴；更以麦冬气薄主升，味厚为阴，有清心润肺之功。堪与天冬相并而施膏泽，以濡其枯槁焉。

正因为二冬的滋养补益作用，许多长寿方中多有选用。固本丸治老人津血俱亏、咳逆便秘，是在二冬的基础上加用生地、熟地和人参。集灵膏主治劳损久嗽，气血亏虚，用的是天冬、麦冬、生地、熟地、西洋参、枸杞子和牛膝。

识方心得

　　二冬膏在多部药典中均有收录，《北京市中药成方选集》谓其功用清肺益肾、生津止渴，主治咳逆上气、咽喉疼痛、燥渴音哑。《中国药典》载其治疗燥咳痰少、痰中带血、鼻干咽痛。熬制方法：二味加水煎煮3次，第一次3小时，第二、三次各2小时，合并煎液，滤过，滤液浓缩成相对密度为1.21~1.25g/cm³（80℃）的清膏；每100g清膏加炼蜜50g，混匀即得。密封，置阴凉处。口服，一日2次，每次9~15g。

### 医论及医案

某年八月，御医曾为慈禧熬制两个膏方——二冬膏和梨膏。据《慈禧光绪医方选议》载，光绪二十五年八月三十日，谦和传熬二冬膏、梨膏。天冬240g，麦冬240g，水熬去渣，加川贝粉60g，炼蜜收膏。鸭梨去核，20个，取汁，兑炼蜜收膏。陈可冀院士等评议：二冬膏治肺胃燥热，痰涩咳嗽。所谓冬主闭藏，门主开转，二冬所以消痰润肺，久服有补益功用。至于梨膏，清肺热、润肺燥、生津降火，主治干咳久咳、咳嗽燥呛、咽喉干燥、失音气促、痰中带血。人与天时相应，在时为秋，在人为肺。时在秋令，燥邪伤肺，会出现咳逆、干咳、咽干、少痰、痰中带血等肺燥证，治法在于清肺热、润肺燥、生津降火。天冬、麦冬、蜂蜜、川贝均是消痰润肺之品，梨最善生津清火，组合使用可用于润肺保健，治疗肺虚燥热病证。

在慈禧服用的长春益寿丹中，天冬、麦冬作为主药，列于方首；随后用药是熟地、山药、牛膝、生地、杜仲、萸肉、茯苓、人参等，用于大补心肾脾胃四经虚损不足，壮筋骨，补阴阳。

《寓意草》：吴添官得腹痛之病，彻夜叫喊不绝，小水全无。以萸连汤加玄胡索投之始安。又因伤食复反，病至20余日，肌肉瘦削，眼胞下陷，才得略再，适遭家难，症变壮热，目红腮肿，全似外感有余之候。余知其为激动真火上焚，令服六味地黄加知柏30余剂，其火始退。退后遍身疮痍黄肿，腹中急欲得食，不能少耐片顷，整日哭烦。余为勉慰其母曰：旬日后腹稍充，气稍固，即不哭烦矣。服二冬膏而全瘳。

《王九峰医案》：湿热蕴于阳明，熏蒸肝木，耗损肾阴。肝主一身之筋，肾统诸经之水，阳明为十二经脉之长。譬如暑湿郁蒸，林木萎弱，以故体倦多眠，热蒸气腾，上干清窍，唇疡流液，目涩羞明，颊肿咽痛，苔黄舌绛。服养阴渗湿之品共60余剂，病势退而复进者，证延六载之久，药浅病深之故也。仍以补肾渗湿为丸缓治。四君子汤、二冬膏加生地、酸枣仁、泽泻、黄柏、黄连、北沙参，水丸。

章次公治陆男，昨日起咳嗽复作，臭痰较多，恶心，神疲乏力，肩背酸痛，饮食、睡眠尚正常，此为肺痈。黄芪24g，石斛12g，金银花18g，粉甘草9g，百部9g，黄芩9g，白及粉15g（分3次吞）。另：琼玉膏12g，二冬膏12g，和匀，每服半匙，每日3次。二诊：药后咳嗽稀减，臭痰隔日即消失，今日清晨又有少量痰，自喉至胃部觉隐痛，尤以咳呛时加重，神疲乏力，胸背疼痛依然。生黄芪24g，金银花18g，鱼腥草（后下）18g，玉竹15g，生甘草9g，生薏苡仁30g，白及粉4.5g（分3次吞）。另：二冬膏120g，琼玉膏120g，甜葶苈（研末和入调匀）24g，每服半匙，每日3次。三诊：臭痰已大减，服药时稍恶心。生黄芪24g，鱼腥草（后下）15g，黄连3g，甘草6g，党参9g，紫花地丁9g，白及粉4.5g（分3次吞）。另：橄榄膏120g，琼玉膏120g，二冬膏10g；甜葶苈36g，象贝母36g，均研末和膏中，一日3次，每次半匙。

## 麦门冬膏

清代医家汪廷元在《赤崖医案》中，记录了用麦门冬汤治愈虚损喘泄的案例。案载：某，年已四旬，咳嗽，气喘急，面颊红赤，鼻翼扇动，妨及睡眠，不能安卧，胃口差，仅能喝稀粥，面黄肌瘦，大便溏泄。服用滋阴泻火中药，诸症日益加重，脉虚软而数。汪氏想到了用《金匮要略》麦门冬汤。他开出的药方是：人参、炙甘草、麦门冬、姜半夏、五味子、茯苓、大枣和粳米。患者服药后，咳喘、便泄俱减，饭量增加。后因劳作，痰喘发作，又不得安卧。汪氏在前方的基础上加用了百合、阿胶。良药见奇效，服药当晚患者即得安睡，调治月余痊愈。

### 配方与功效

汪氏在张仲景方中加用了五味子和茯苓，前者助麦冬益阴生津，后者资参、枣健脾益胃。在后述调治中，用到了百合、阿胶，意在补肺固本，终使咳喘顽疾得以降服。虚损喘泄的调治需要较长时日，方中用了阿胶，十分适宜于做成膏剂来调养补益。《太平圣惠方》载有麦门冬膏，以麦冬为主药，配用远志、茯苓、熟地、芝麻、地骨皮，用于防治精血不足。

【组成】麦冬75g，远志50g，茯苓50g，熟地50g，地骨皮50g，熟芝麻50g。

【做法】将熟芝麻、茯苓研成细粉，备用；余药一并放锅内，加水浸12小时后，煎煮2小时，连煎2次。然后取2次煎汁，用文火浓缩，过滤取清汁，调入芝麻、茯苓粉，边熬边搅，至膏稠黏，住火放凉，装瓶。

【服法】一日2次，于早晚食前空腹时取1匙，用沸水冲化服下。

【功用】补精养血、生津润燥，适宜于心肾阴虚、精亏血少、头晕目糊、耳聋头痛、健忘、心悸不宁、失眠多梦者。

麦门冬汤是医圣张仲景的方子，主药麦门冬用量达60g，其他药物组成为半夏9g、人参9g、炙甘草6g、粳米15g、大枣4枚。《金匮要略》述："火逆上气，咽喉不利，止逆下气者，麦门冬汤主之。"该方主要用于清养肺胃，通过养阴达到制火、降逆下气的目的。

本膏方中，麦冬为清心润肺要药，主治心气不足、惊悸怔忡、健忘恍惚、精神失守，或治肺热肺燥、短气咳喘，或治虚劳客热、津液干少。在用麦冬的基础上，更用远志祛痰解郁，益智安神；茯苓养心益智，健脾利湿；熟地滋精补血，益肾补髓；芝麻补精健脑，养血润燥；地骨皮滋肾益精，兼清血热。各药相合，对于防治精血不足有较好的效果。

又，《三因极一病证方论》有以麦门冬命名的汤剂，即麦门冬煎，组成为麦冬60g、人参60g、黄芪60g、茯苓45g、山茱萸45g、山药45g、桂心45g、黑大豆105g、地黄自然汁500ml、牛乳300ml，熬为膏，丸如梧桐子，取大麦煮饮，送下50丸。主治消渴。

《古今医鉴》卷九中有麦门冬膏，方同名、用药大不同。组成为麦冬500g、橘红120g，加水煮汁，熬成膏，入蜜60g再熬，入水中一夜去火毒。主治面上肺风疮。

**识方心得**

本方麦门冬的用量独重，是奥义所在。《本草新编》曾有精辟论述，云："世人未知麦冬之妙，往往少用之而不能成功，为可惜也。不知麦冬必须多用，力量始大。盖火伏于肺中，烁干内液，不用麦冬之多则火不能制矣；热炽于胃中，熬尽其阴，不用麦冬之多则火不能息矣。"这一门道早在宋代就被苏东坡看透，他常取麦门冬，煮成麦门冬饮喝，用作除烦安眠，并有诗云："一枕清风值万钱，无人肯卖北窗眠。开心暖胃门冬饮，知是东坡手自煎。"胃属土，肺属金。在麦冬滋补肺胃阴津的同时，方中配用人参、大枣、粳米、甘草等甘温益气药物，补益脾胃。胃气乃肺之母气，培土能生金，健脾胃助转运和输布津液，有益于资益肺之气阴，也即所谓虚则补其母。

### 医论及医案

曹沧洲治某女，营虚水亏，肝木失养，平素虚象不一。日前脘堵腹胀，当气不下走，二便均少，刻下标病退，而本虚未复，且有肠燥火浮之象，法当培养根砥，俾水火相济。潞党参（直劈，炒香）45g，川断（盐水炒）90g，当归45g，沙苑蒺藜（盐水炒）90g，生地150g，炒酸枣仁45g，左牡蛎（盐水煅，先煎）210g，制何首乌150g，柏子仁（研如泥）100g，枸杞子45g，玉竹6g，黑芝麻（包煎）90g，朱天冬（去心）45g，麦冬（去心）45g，陈佛手45g，金樱子（盐水炒）90g，杜仲（盐水炒）90g，金毛脊（炙去毛）90g，西洋参（去皮另煎，收膏入）45g，陈阿胶（收膏入）60g，鳖甲胶（收膏入）45g，雪梨膏（收膏入）90g。如法熬膏。

程门雪治内风头痛案，患者脉右小左弦大，尺弱寸关弦，头晕，俯后更甚，用脑过度，遂见后脑痛，右手振颤，右臂酸软无力，眼花，寐不酣，多梦。辨证为肝肾亏，内风扰，络道不和，心神不安。治法滋肝肾，养心神，调和气血，宣通络道。用药有麦门冬、远志、茯神、熟地黄等，以桑枝膏、龟甲胶熬膏调治。

笔者治仙居杨男，40岁。多抽烟喝酒，胸闷心悸，醒后心悸阵发，喉中有痰，咳而不爽，并见短气、烦热、盗汗、易怒、口干、胃中隐痛、手足心热，苔薄舌红，脉细数等。治法：益气养阴，补肺益胃，滋水降火。膏方用药：生晒参、麦冬、玉竹、茯苓、山药、百合、五味子、白芍、生地、萸肉、炙甘草、核桃肉、大枣、阿胶、龟甲胶等。

## 三才补膏

天冬、地黄、人参三味中药各取一字，即天、地、人。三药同用，就有了"三才"的名字。传世三才方有三才汤、三才膏、三才大补膏、三才固本膏、三才封髓丹等。

中医膏方针对诸多病证的调治补益要求，往往数方同用，天冬、地黄、人参是常用之药，"三才"是常用的基础方。天冬补肺生水，地黄补肾养阴，人参补脾益气。天、地、人三才益肺脾肾，补气阴津，性较平和。或三药成方，或配伍他药，类方甚多。

### 配方与功效

明代龚信编写的《古今医鉴》中载有三才大补膏，方中除了人参，另有生地与熟地同用，天门冬与麦门冬同用，还用了枸杞子、牛膝和何首乌。据载，其方为刘太府传方，其妙在于火候，自煎至煮，但用桑柴火，故能味美而功著，有延年益寿之功。其中还强调一点，服用膏方时要注意调节好心情，节欲固精，深居简出。

【组成】生地500g，熟地500g，天冬120g，麦冬120g，人参120g，枸杞子120g，牛膝120g，何首乌120g。

【做法】上㕮咀，勿犯铁器，同入大砂锅内，用水20碗，煎至7碗，取汁别贮；药渣如前再煮9次，共得汁70碗，滤渣极净；别用中等砂锅，入汁7碗，慢火煎熬，耗汁一碗，方添一碗，63碗皆添尽，则汁已浓矣，盖只得汁6碗；却用山白蜜去蜡750g，同前药入砂锅内，重汤煮汁，滴水不散，则成膏矣。瓷罐盛之，埋土中7日取出，如前再煮一昼夜，再埋一宿，乃分贮小罂内封固。自煎至煮，但用桑柴火，药本寻常，妙在火候。

【服法】不拘时，以醇酒调服，味美而功多。

【功用】若惩忿窒欲之人，又深居简出，时服此膏，亦可以擅其天年矣。

清代吴鞠通《温病条辨》载有三才汤，用人参、天冬、干地黄水煎服，用于治疗暑温日久，元气阴液两伤，寝卧不安，不思饮食。冯楚瞻编著的《冯氏锦囊秘录》一书，以天冬、地黄、人参三药熬膏，取名三才膏，治疗虚劳不足、骨蒸潮热、面色萎黄。

明代罗天益的《卫生宝鉴》收录三才封髓丹，由熟地、天冬、党参、黄柏、砂仁、甘草、肉苁蓉等药组成，功能滋肾、健脾、固精，治疗阴虚火旺病证。

明代医家陈文昭在《陈素庵妇科补解》中介绍了三才固本膏，组方是天冬、麦冬、熟地、当归、白术、人参、黄芩和杜仲，熬制时还加用人乳、牛乳、羊乳、蜂蜜等。该书卷三载三才固本膏：天冬180g，麦冬120g，熟地30g，当归240g，白术180g，人参30g，黄芩120g，杜仲120g。上熬成，人乳1盏、牛乳1盏，羊乳1盏，白蜜240g，和匀再熬，滴水成珠为度，白汤送下。主治妊娠胎瘦不长。是方大补气血，其中人乳、牛乳、羊乳以血补血，有同气相求之义。

**识方心得**

药有天地人之名，补有上中下之分。笔者通常将天冬、地黄、人参"三才"作为调补、调治膏方的主方。补肺重用天冬，配用麦冬、玉竹、百合、阿胶；补脾重用人参，气虚用生晒参，阴虚用西洋参，阳虚用红参，配用白术、山药、大枣；补肾重用熟地，配用肉苁蓉、淫羊藿、巴戟肉、鹿角胶。而制黄精、九制何首乌、枸杞子、灵芝或灵芝孢子粉、茯苓、陈皮、砂仁不分肺脾肾多用之，前四药补益，后三药助众补益药运化吸收，使之能发挥最大的补益药效。

### 医论及医案

《类证治裁》载，房师午园张公，高年上盛下虚，案牍劳神，冬春不寐，感温呛咳，晕仆，两寸脉洪大，由平昔阳不交阴，内风上冒，兼引温邪，表里煽动。症见眩仆，喉痛声哑，舌如煤熏。夫心为君主，义不受邪，因春温伤肺，逆传心包，神明俱为震动，且素饵桂、附，致炎阳独亢，营液内劫，此怔忡无寐根由。师言昔病足痹，徽医用祛风药兼桂、附得效，近三年矣。愚谓风药多燥，况桂、附乎？以脉症参时令，宜辛凉轻剂，于息风润燥中佐以滋阴安神。不过一剂，当夜自能成寐，再剂呛嗽除，悸眩止矣。初剂：鲜生地9g，北沙参6g，麦冬6g，淡竹叶6g，瓜蒌仁6g，炒菊花6g，山栀6g，茯神6g，贝母4.5g，甜杏仁（炒研）4.5g，酸枣仁2.4g，甘蔗汁1杯。诸品清轻凉润，能除上焦弥漫之邪，兼入空窍熄风火，除悸眩，清音平嗽，若重浊便无效。再剂：前方加天冬、玉竹、百合，减瓜蒌仁，六七服诸症平，舌色复故。后用膏方：三才膏加五味子、核桃肉、牛膝、茯神、酸枣仁、柏子仁、白芍药、玉竹、枸杞子熬膏，白蜜收贮，白汤化服。诸品能交心肾，安神志，利腰膝，兼使金水相涵，阴阳和平，自无上盛下虚之患矣。

《里中医案》：朱修之脉痿8年，六脉有力，按之搏指，犹是强饭。此心阳独亢，壮火炎蒸，脉痿者是也。以承气下数行，右足展舒。再下之，手中可以持物。更用黄芩、黄连、山栀、酒蒸大黄，蜜丸，以参汤送。一月

61

之内,积滞尽去,四肢皆能屈伸。余曰积滞虽祛,真元虚惫矣,用三才膏5000g,尽剂而康。

笔者治仙居张女,56岁,2011年12月21日就诊。干燥综合征,阴虚症状明显,口干咽燥,两眼干涩,苔光舌红,脉细数,且有阳气不足之症,手足不温,雷诺现象严重。治法:滋阴润燥,益气补精。用药:生晒参、天冬、麦冬、生地、熟地、白芍、赤芍、当归、川芎、炙黄芪、枸杞子、山药、大枣、龟甲胶、鹿角胶、冰糖。2012年11月12日复诊,述服用膏方后各种症状都有明显改善,要求继续服用膏方。续补益气阴,养血温阳,"三才"仍是主药。陈氏三才固本膏中有人乳、牛乳、羊乳和蜂蜜,余仿其意,嘱服用时,每次取牛奶一包,煮沸用来冲膏服下。

# 十珍膏

"珍"是言其名贵,"十"是药味数量。以"十珍"命名的方剂有汤、丸、散、膏等。十珍汤见于《审视瑶函》,由天冬、麦冬、丹皮、知母、甘草、人参、地骨皮、生地、赤芍、当归组成,滋阴降火、养血清肝,治疗眼病;十珍丸见《杨氏家藏方》,由草乌、天南星、砂仁、肉桂、川芎、防风、白芷、桔梗、墨、麻黄组成,治疗风疾;十珍散见《普济方》,由芫花、赤茯苓、桑白皮、泽泻、葶苈子、牵牛子、川椒、甘遂、雄黄、大戟组成,治疗水气。

### 配方与功效

十珍膏有多个配方。《摄生秘剖》方用生地、当归、白芍、知母、丹皮、地骨皮、天冬、麦冬、人参和甘草,功在滋阴降火、养阴清肝。《医便》方由党参、黄芪、麦冬、枸杞子、当归、天冬、白术、五味子、生地、熟地组成,功用大补气血。

### 《摄生秘剖》十珍膏

【组成】生地(酒洗)500g,当归(酒洗)90g,白芍(炒)60g,知母(盐酒拌炒)60g,丹皮(童便浸,炒)60g,地骨皮(炒)60g,天冬(去心)

60g，麦冬（去心）60g，人参（去芦）15g，生甘草15g。

【做法】用水4000ml，煎取1斗，去渣，熬炼成膏。

【服法】随意服。

【功用】滋阴降火，养血清肝。

## 《医便》十珍膏

【组成】党参240g，黄芪240g，麦冬（去心）240g，枸杞子240g，当归240g，天冬240g，白术500g，五味子120g，生地300g，熟地300g。

【做法】上药切片，制净，入砂锅内，加水共煎3次，过滤，去渣，合并滤液，浓缩，加炼蜜240g，再熬2~3沸收膏。

【服法】每服半盏，一日2次，白开水冲服。

【功用】大补气血。

比较两方，都有药性平和、补而不温的特点。《摄生秘剖》方用知母、丹皮、地骨皮，滋阴降火作用显著；《医便》方参芪与熟地、当归同用，补益作用偏胜。笔者治疗气阴不足，阴虚火旺，采用《摄生秘剖》方；虚损不足，气血虚弱，采用《医便》方。

**识方心得**

笔者临床常以八珍汤为基础方，用人参、白术、当归、茯苓、白芍、川芎、炙甘草、熟地黄，配用大枣、龟甲胶、鹿角胶等组成十珍膏，用于治疗虚劳不足慢性疲劳，有一定效果。吴女士，34岁。神疲乏力，经后尤其明显，经常心悸不宁，记忆力明显下降，怕冷，大便干涩，面色灰暗，舌薄质胖，边有齿龈，舌淡红，脉濡细。辨证属劳伤心脾、气血亏损，治在补益心脾、调补气血。服用十珍膏后，精神好，不易疲劳，面色红润，怕冷症状消失。

## 医论及医案

《张聿青医案》：某，上年眩晕心跳，甚至心气昏糊，经壮水涵木而化肝热，诸恙较前大退。惟心悸仍未霍全，时觉胆怯。肝胆皆木也，肝木上升，胆木下降，是为和平。惟肝升太过，则胆降不及，胆木漂拔，自然气馁。胆病，实肝病也。经云虚则补其母。木之母，水也。所以降胆必先熄肝，熄肝必先滋肾。处方：炙龟甲360g，炒酸枣仁90g，朱茯神90g，丹皮60g，石决明150g，女贞子（酒蒸）90g，沙苑蒺藜（酒炒）90g，当归（酒炒）60g，炒萸肉45g，炙鳖甲300g，山药90g，柏子霜90g，党参150g，远志肉180g，生地180g，熟地60g，煅磁石120g，肥玉竹90g，杭白芍（酒炒）90g，生白术（木香6g煎汁收入）45g，辰天冬60g，辰麦冬90g，杜仲90g，西洋参30g，生甘草21g，干橘叶30g，龙眼肉90g。用法：清阿胶120g，酒化收膏，每晨服一调羹，开水冲化。

王旭高治案：某，茹素，精枯液涸，更兼便血伤阴。去冬骨骱疼酸，今又心恳如坠，时或口不能言，心中恐怖，必大声惊叫而后醒。此风阳内扰，震动君主，火溢冲激也。病出于肝，关于心，乘于脾，故又腹胀也。拟养阴柔肝而息风阳，佐安神和中，久病宜缓调，又宜常服膏滋方。生地240g，茯神90g，陈皮45g，炙甘草30g，当归（炒）60g，天冬（去心）60g，柏子仁（炒研）90g，沙苑蒺藜90g，龙齿（煅）90g，酸枣仁（炒研）90g，西洋参90g，枸杞子90g，石决明（煅）180g，焦六曲90g，红枣120g，龙眼肉120g，五味子（炒研）45g，牡蛎（煅）90g。上药煎浓汁，用川贝末60g、莲心粉60g、白蜜120g收膏。朝暮开水冲服1羹勺。

胡建华治案：患者年近花甲，恣食甘肥，嗜酒成瘾，以致灼伤津液而生消渴。病已四载，"三多"之症不著。症见形瘦色萎，神疲乏力，视力模糊，头晕，腰酸，阳痿，畏寒，口干，臀部常患疮疖。舌质淡胖、尖红，苔薄腻，脉细略数。空腹血糖曾高达16.46mmol/L。其由燥热之症，迁延日久，阴损及阳，以致阴阳俱虚，血瘀阻络。治法培益肝肾，平补阴阳，活血化瘀。组成：生晒参（另煎）50g，炙黄芪200g，制何首乌200g，肥玉竹200g，生地150g，熟地150g，萸肉150g，怀山药150g，制黄精150g，菟丝子150g，锁阳150g，淫羊藿150g，枸杞子150g，旱莲草150g，楮实子150g，沙苑蒺藜150g，赤芍150g，白芍150g，益母草150g，丹皮150g，金银花150g，生山楂150g，全当归120g，紫丹参120g，陈皮120g，红花100g，砂仁（后入）80g，陈阿胶120g，鹿角胶60g，黄酒100g。做法：上药除生晒人参外，余药均用清水隔宿浸泡，煎3汁，过滤去渣取汁。文火缓缓浓缩，加陈阿胶、鹿角胶、黄酒，兑少量清水，炖烊。于收膏时将生晒人参另煎浓汁冲入。服法：每天早、晚各服1汤匙，隔水蒸化。

## 滋营养液膏

滋营养液膏是薛生白用过的一张膏方，载于《三家医案合刻》。本膏方在张山雷《中风斠诠》及《中国医学大辞典》中都有收录。

### 配方与功效

本膏方以滋养肝肾为主，兼顾脾胃，多用于肝肾不足、精血亏虚、脾胃功能弱者。张山雷评价说："汇集峻养肝肾诸物，意在厚味滋填，而参用轻清灵动，尚不至于呆笨重浊，所以可法。服之者，亦无滞膈碍胃之虞。"

【组成】女贞子120g，广陈皮120g，桑叶120g，熟地120g，旱莲草120g，白芍120g，黑芝麻120g，枸杞子120g，鲜菊花120g，当归120g，黑大豆120g，玉竹120g，南烛叶120g，白茯神120g，沙苑蒺藜60g，炙甘草60g。

【做法】天泉水，桑枝火熬成膏，收入真阿胶90g、炼净白蜜90g，瓷缸贮好。

【服法】每日卯时，挑服15~18g，开水送下。

【功用】此方为林下服食之大药，肝气不和之妙品。女贞子、旱莲草二味，法二至以暗转阴阳；佐以桑叶调风气，应候播植生机；助以枸杞子、菊花，为升降之春秋，亦承流以宣化。当归、白芍辛酸，一通一泄，使无壅滞之情；地黄、沙苑蒺藜，一填一养，不致肌虚之困；黑大豆滋水息肝；南烛叶培元益气；茯神、玉竹为营卫报使；陈皮、甘草为喉舌真司；阿胶济水，造成激浊扬清之凛冽；蜂蜜百花酿就，和风甘雨之仁慈。服之不特调元却老，且以见天地之生生有如是也。

《中风斠诠》载述：女贞子、旱莲草、霜桑叶、黑芝麻、黄甘菊、枸杞子、当归、白芍药、熟地黄、黑大豆、南烛叶、白茯神、玉竹、橘红、沙苑蒺藜、炙甘草。天泉水熬浓汁，入黑驴皮胶、白蜜炼收。

张山雷收录此方时已略去用量，且对《中国医学大辞典》仍标示出剂量的做法颇多微词，他说："凡是服食之药，古人制方本是立之大法，示以仪型，须于临用之时，相体裁衣，随其人之体质而斟酌量度，审择增损，即方中药物尚可随宜去取，换羽移宫，与时进退，并非教人死于字句之间，呆抄呆用。所以近贤定方，膏丹丸散，多有不载分量者。其诱掖后进，欲其能自变化，庶己活泼泼地运用无穷。近见商务馆有所谓《中国医学大辞典》者，所录此方，注明前14味各四两，末2味则各二两，无论其是否合宜，而以熟地黄极重之质，与橘红、桑、菊等之轻清者同一分量，试观古人成方，曾有如是之浑沌无窍者否？"

## 医论及医案

《张聿青医案》：朱女，经前腹胀，带下腰酸，悸眩少寐，心中作痛。气滞血少，血不养肝，奇经之脉，隶于肝木，木旺则阳气升浮于上，带脉不固于下。拟补血之不足，疏气之有余。处方：党参150g，黑豆衣100g，炙生地90g，天冬60g，陈皮30g，当归90g，炙甘草21g，川石斛90g，菊花30g，川断90g，炒山药90g，沙苑蒺藜90g，杜仲90g，川芎30g，茯神90g，熟地（砂仁炒）150g，菟丝子（盐水炒）90g，白术（木香15g煎汁炒）60g，炒萸肉45g，芡实45g，杭白芍45g，肉苁蓉45g，制香附（另煎冲入）90g，泽泻30g，炒酸枣仁（研）30g，枸杞子90g，砂仁末（研细收膏时和入）21g，鹿角胶30g，龟甲胶90g，真阿胶90g。上药煎取浓汁，加鹿角胶、龟甲胶、阿胶溶化，收成老膏，每晨服一调羹。

又案，秦男，阴亏不能制木，木旺化风，风壅阳络，头痛时作时止，风性鼓荡，心中怔悸。冲龄正在生发之秋，何至阴亏致疾？盖其阳气日充，禀先不足之躯，阴即不能配合阳气，相衡之下，不能相偶者，即形其相绌也。宜壮水之主，以配阳光。熟地90g，川芎30g，茯苓60g，酸枣仁（炒打）60g，石决明（打）90g，生地90g，炒枸杞子60g，泽泻45g，龟板300g，生甘草9g，炒玉竹60g，酒炒杭白芍45g，桑叶（另煎冲入）

36g，陈皮30g，党参90g，炙鳖甲210g，炒菊花30g，黑山栀60g，煅牡蛎90g，当归60g，黄芪（盐水炙）60g，丹皮60g，白术45g，盐水炒沙苑蒺藜90g，黑大豆60g，龙眼肉60g，共煎浓汁，加真阿胶90g，溶化冲入收膏。

《柳宝诒医案》：竺，向患肝木不平，时作撑痛胀满，于法自以疏化为主，绝无培补之理。乃木郁化火，胃液被其燔灼，则津液宜养也；木动生风，肝阳因而煽越，则潜熄宜急也。所虑者，滋补愈增其壅，疏通愈耗其阴，治此碍彼，此调治之所以难也。兹拟以膏方滋营养液，临卧服之；以丸剂疏木和脾，清晨服之。出入互用，庶几两得其平，勿致久而增弊耳。西洋参（元米炒）、麦冬、炒当归、白芍（土炒）、生地（炙松）、炒丹皮、黑山栀、石决明（盐水煅）、枸杞子（酒炒）、菊花、制马料豆、茯神、霍石斛（米汤拌蒸）、太子参、刺蒺藜、酸枣仁（炒）。煎取浓汁，滤净，烊入阿胶，炼白蜜收膏。

## 鲜铁皮洋参膏

笔者治台州市王女，50岁。产后病25年，经常全身骨节肿痛，怕风，眼睑肿，面色暗，黄褐斑明显，失眠，盗汗。去年6月寻余诊治。经过益气养血、祛风除湿中药调治，盗汗止住，睡眠好转，眼睑肿退去，骨节痛减轻。时隔数月，病症又见加重。自述一因路远不便，二因感到中药难喝，已停药数月。现感自己极虚，头发干枯，脸色发黄，乏力，记忆力衰退，口干口苦，盗汗。患者产后病没有得到很好调治，血虚邪阻，不明久病根痼需要慢慢疏理的用药道理，有了小效就停药，延误了治疗。复因更年期，肝肾亏损，长年的失眠盗汗导致阴分不足。我建议她先服用铁皮枫斗浸膏，待汗出止，睡眠改善，再作后续治疗。

### 配方与功效

铁皮枫斗浸膏又名铁皮枫斗灵芝浸膏，是根据"清补养生"理论，针对现代人身体状况科学配伍而成，用于清补调理身体。主要原料是铁皮石斛、灵芝孢子粉和西洋参。铁皮石斛性偏于凉，功在补养阴精；灵芝孢子粉性偏于温，功能补益五脏；西洋参有人参之补而益气阴。三药经过了现代技术工艺浓缩精制，成为"补而不腻，清而不伤胃"的调养补益膏剂，滋阴润肺、养胃生津、健脑明目、保肝宁心、补益五脏虚劳，为滋养补益膏方良品。用于生活不规律、烟酒过度、劳累过度、夜生活多、用眼用脑过度等人群的亚健康症状的调理，肺病、冠心病、肾病、阳痿、高血压、高血脂、糖尿病、慢性胃病、慢性肝病的治疗，手术后患者及癌症等患者的调理康复和保健。

铁皮石斛和西洋参的养阴补益作用已被大众广泛认可，笔者临床常遇到患者要求打粉冲服。考虑到许多阴虚、气阴不足者补益气阴膏方保健的需要，笔者拟制了鲜铁皮洋参膏。

【组成】鲜铁皮石斛500g，西洋参150g，银耳150g，冰糖500g。

【做法】将鲜铁皮石斛洗净，剪细，放水适量，榨取汁过滤取清汁用，渣加水煮30分钟，滤取汁用；冰糖加水用小火煮沸，滤去渣用；西洋参、银耳一并研成粉，过筛后用。将所有原料同放锅中，用小火熬煮，不断搅动，至膏稠住火，放凉装瓶。

【服法】一日早、晚各1次，取1匙于空腹时，用开水冲化服下。

阴精是脏腑功能活动的物质基础，在人体中对脏腑、组织、器官起着滋养、濡润的作用。阴虚是指机体精血等基础物质的亏虚，滋养濡润的作用减弱。阴虚则内热，阴虚有消瘦、烦热的表现，还有口燥、咽干、咽喉疼痛、低热、午后潮热、睡中汗出、性情急躁、容易发脾气、大便干结等症状。

熬夜，抽烟，用嗓、饮酒、看电视、用电脑过度都会损耗阴津。中老年人阴精亏虚，病后阴津伤耗，会出现口干咽燥、大便干结、小便短赤、心中烦热、失眠多梦、烦热盗汗等症状。皆需要养阴补虚。

头胀面赤、咽喉肿痛、口苦舌燥、口腔溃疡、牙龈肿痛、大便干结、小便短赤、痤疮痛肿等，是阴虚上火的表现，需要养阴清火。

慢性胃炎、糖尿病、肝胆病、糖尿病、心血管病、干燥综合征、肿瘤等多种疾患，在不同阶段都会出现阴虚证，治疗时需要重视养阴。

养阴补虚、养阴清火，铁皮石斛、西洋参一类最为有效。若选择膏方，鲜铁皮洋参膏则为首选。

识方心得

　　铁皮石斛为养阴补虚的佳品，鲜品多汁，养阴尤为擅长，其有效成分易充分煎出，丰富的浆汁是很好的膏方收膏剂。西洋参性凉，滋补力弱，长于生津、清火。医家说它性凉而补，凡欲用人参而不受人参之温补者，皆可以此代之。银耳有上好的润肺作用，是有效的药食两用之品，与西洋参、鲜铁皮石斛、冰糖同用，能发挥良好的润养补虚效用。三味合用，配用冰糖，养阴生津、补虚润燥，适宜于气阴两虚、神疲、头晕、气短、易汗出、口干、烦热、大便干涩者服用。

## 医论及医案

　　笔者治诸暨杨男，51岁，患糖尿病、肺结核。因西药副作用而见体瘦，神疲，说话无力，走路气短，胃口很差，睡眠差，多梦，盗汗出，大便干结。想进补、调养，求方药服用方便。阴虚需养阴，新鲜铁皮石斛是首选；睡眠差需养心，灵芝孢子粉最有效，且其有补五脏虚损的作用。拟定两者同用的成品膏铁皮枫斗灵芝浸膏予患者服用，连服10瓶，患者精神气色如常人，增重6kg。

　　笔者治姚女，36岁，2008年11月19日就诊。2005年诊为鼻咽癌，接受放化疗。精神疲软，时有潮热，多盗汗出，劳作后头痛，右侧头时麻，颈后时有胀痛，口鼻干燥，时有鼻血，鼻涕及痰中常有少量血丝，口干，耳鸣，月经量少，带下，苔薄腻，舌红，脉细。患者要求膏方，拟养阴益肺，用药：芦根、玉竹、黄芪、山药、天花粉、枸杞子、地骨皮、西洋参、北沙参、玄参、麦冬、贝母等，另以鲜铁皮石斛榨汁、灵芝孢子粉与收膏时调入。服完一料，患者阴虚症状改善，烦热症状消失，要求再进膏方，拟鲜铁皮洋参膏一料。

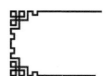

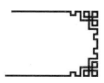

# 温阳◎祛寒

## 龟鹿二仙膏

说起膏方，许多人会想到龟鹿二仙膏。龟鹿二仙膏是补虚疗损的有效膏方，适用于许多病症的调养补益。

### 配方与功效

龟鹿二仙膏由鹿角、龟甲、枸杞子、人参组成。方见《医方考·虚损劳瘵门》，功能益肾填精髓，用于治疗虚损。

本方药仅四味，功能益气血、补精髓、温养补益，可用于肾气虚衰、精血不足所致的眩晕耳鸣、视物昏花、肢体麻木、腰膝酸软、畏寒肢冷、阳痿、遗精，舌淡，苔白或少，脉沉无力等。《医便》概括其治为：男妇真元虚损，久不孕育；男子酒色过度，消烁真阴，妇人七情伤损血气，诸虚百损，五劳七伤。

【组成】枸杞子94g，党参47g，龟甲250g，鹿角250g，蔗糖2200g。

【做法】龟甲加水煎煮3次，每次24小时，合并煎液，过滤，滤液静置；鹿角切片，加水煎煮3次，第1、第2次各30小时，第3次20小时，合并煎液，过滤，滤液静置；党参、枸杞子加水煎煮3次，第1、第2次各2小时，第3次1.5小时，合并煎液，过滤，滤液静置。合并上述滤液，浓缩成清汁，取蔗糖煮沸过滤后加入清汁中，用小火浓缩，膏稠后住火，放凉装瓶。

【服法】一日3次，每次15~20g，晨起空腹，取膏用温酒化服。不饮酒者用开水化服。

**识方心得**

《古今名医方论》曾对本方作精妙分析，云鹿得天地之阳气最全，善通督脉，鹿角熬制为胶，能补肾阳，生精血；龟得天地之阴气最厚，善通任脉，龟甲熬制为胶，能滋阴潜阳，补养阴血。鹿与龟属异类有情之物，与人有同气相求之妙，善补气血。人参大补元气而生津，善于固气；枸杞子益精生血，善于滋阴。四药合用，性味平和，入五脏而以肝、肾为主，又善通任、督，生精、益气、养血，阴阳并补，且补阴而无凝滞之弊，补阳而无燥热之害。

## 医论及医案

《慎五堂治验录》：某，小便淋浊，溺后流精，间有梦泄精滑，大小便牵掣似坠，脉细无力，是肺肾交虚也。用沙参、黄芪、车前子、萆薢、乌药、黄柏、甘草梢等，溲浊渐减，旋加吉林参、桔梗而愈，后以龟鹿二仙膏调理。

曹沧洲治某男。肺为气之主，肾为气之根，肺为贮痰之器，脾为生痰之源。盖脾运稍迟，即易由湿化痰，上输于肺，即有咳逆之患，久则因痰伤气，肺病及肾。今所病并不甚，而伏根不浅，必须纳气立中，以治脾肾之本，下气化痰，以复肺气肃降之常。党参90g，当归45g，雪梨膏（收膏时入）90g，玄参45g，制何首乌120g，海蛤壳（先煎）270g，二仙胶（收膏时入）45g，甘草炭12g，黄芪45g，苏子（盐水炒）45g，枸杞子（盐水焙）60g，冬虫夏草18g，熟地120g，砂仁（炒）9g，盐半夏90g，紫石英（煅，先煎）210g，蛤蚧（去头足，秋石水焙，另煎收膏入）1对，白术60g（枳壳10.5g同炒），川贝母（去心，研末，收膏时入）60g，沙苑蒺藜（盐水炒）120g，金毛狗脊（去毛炙）120g，浙茯苓120g，海浮石210g，杜仲（盐水炒）90g，陈佛手45g。

秦伯未治某男。命火衰微，不能生土，脾阳委顿，不能化湿，为水肿之主因。叠进温运，继服温补，大邪得解，正气亦复。此王冰所谓"益火之源，以消阴翳"，譬之阳光朗照，阴霾自散也。刻诊脉缓舌净，饮啖颇健，体力渐充，乘兹冬令闭藏，再予甘温之属，膏以代煎，即候明正。别直参（另炖汁，冲入收膏）30g，黄芪（水炙）90g，熟附片45g，生白术

90g，云茯苓120g，水炙甘草15g，怀山药90g，炒当归45g，枸杞子45g，炒熟地（砂仁24g拌）90g，芡实120g，煨益智仁30g，补骨脂45g，川厚朴24g，白蔻仁（杵）24g，炒枳壳45g，怀牛膝60g，木瓜45g，炒泽泻90g，陈皮45g，焦薏苡仁120g，大红枣120g。上味浓煎两次，滤汁，去渣，再加龟鹿二仙胶90g，驴皮胶120g，文火收膏。

董漱六治林男，37岁。素有胃病，每晨必呕吐痰水为快，平日嗜酒，湿浊尤重，纳食减，必大便溏泄，日有多起，面㿠少华，头晕乏力，神倦嗜卧，小溲不利，逢冬咳喘必作，夹多白沫，胸闷伴有气急。舌淡红，苔薄质润，脉形濡细而滑。脾肾不足，肺气亦成，痰湿互阻，胃肠运化失常。拟温补脾资，益肺气，化痰湿，佐以调中和胃。别直参（另炖汁冲入收膏）30g，党参90g，清炙芪（防风15g同拌）90g，焦白术120g，茯苓90g，清炙草45g，桂枝30g，姜半夏90g，陈皮45g，干姜24g，五味子30g，吴萸30g，补骨脂90g，白果90g，枳椇子90g，白蔻仁24g，焦六曲90g，菟丝子90g，熟地（砂仁24g并炒）90g，山萸肉45g，怀山药90g，附片45g，益智仁90g，怀牛膝90g，炒薏苡仁120g，鹅管石（煅杵）90g，银杏肉60g，红枣120g。上味精选道地药材，水浸1宿，浓煎3次，滤汁，去渣，加阿胶30g，龟鹿二仙胶12g，霞天胶120g，上胶陈酒烊化煎熬，再入白纹冰糖50g，文火收膏，以滴水为度，每日早晚开水冲服一大食匙。

## 燮理十全膏

江浙有冬令进补吃大补药的习俗。萧山许男来杭州胡庆余堂寻余开十全大补膏补益强身，余遂想到王学权的燮理十全膏。

### 配方与功效

王学权为清代著名医家王孟英的曾祖父，著有《重庆堂随笔》。燮理十全膏就记载在这本书中。

【组成】人参（潞党参、西洋参酌宜代用）90g，炙黄芪90g，白术180g，熟地240g，当归60g，白芍60g，川芎60g，炙甘草30g。

【做法】上八味，熬膏将成，入鹿角胶120g、龟甲胶90g，收之，盛瓷器内，窨去火气，每开水调服数钱。

【**服法**】每日2次，取1匙用温开水送服。

【**功用**】平补阴阳，调和气血。

分析该膏方，人参、黄芪、白术、甘草同用，即四君子汤，为补气代表方，主治气虚劳损。言语音低，呼吸短促微弱，神疲肢倦，懒于行动，自汗，胸闷，脱肛，滑泄不止，易于感冒，均为气虚的表现，宜于采用。

熟地、当归、川芎、白芍同用，即四物汤，为补血代表方，主治血虚不足。心悸，失眠，头晕，目眩，脱发，面色苍白，爪甲不华，肌肤干燥枯裂，形体消瘦，大便难解，妇女月经量少或经闭等，均是血虚的表现，宜于采用。

**识方心得**

燮理十全膏中用了四君子汤和四物汤，将方中的茯苓改为黄芪，使全方的补气作用得到加强。与此同时，配用了鹿角胶和龟甲胶。两胶均是血肉有情之品，益精良药，前者偏于温阳，后者更擅益阴。鹿角胶、龟甲胶同用，能收阴阳兼补之功。医家评价说，鹿禀乎刚健之用，动而补阳通督脉；龟禀乎柔顺之体，静以滋阴通任脉。八味合二胶，平补阴阳，调和气血，阴阳两虚者服之，无偏胜无不及。

## 医论及医案

王孟英对燮理十全膏大为推崇，称其是培养元气之方，组方且简且纯。简则脏腑易承，气血易行；纯则温厚和平，可以补偏救弊。俾自相灌注，循环无端，生生不已，以合其先天所赋流行之道。

《王孟英医案》：嘉定文学张敬斋乃室，年逾三旬，癸酉仲冬延诊。色脉合参，见证多端。冲为血海，任主胞胎，二经俱虚，无怪乎经前之趱前，而生育之维艰也。时而肝火内动，不耐烦劳。一眩晕而眼底模糊，恍如倦鸟翻云之后；一恼怒而胸中跳跃，宛似游鱼脱水之初。十指觉麻，腰背痛而身如刺，百脉兼疼，肢节酸而筋似抽。他如口干唇燥，肌肤索泽。或有时而外寒，或有时而内热。种种情事皆卫阳虚，而营阴不足也。为之固表以扶阳，和里以益阴，则气血充而阴平阳秘矣，何必枝枝节节而求之。处方：西党参150g，炙黄芪60g，焦冬术60g，防风45g，熟地（捣入）240g，陈阿胶（敲碎炒珠）90g，当归45g，白芍（炒）45g，女贞子120g，制香附120g，青蒿90g，甘菊花60g，地骨皮60g，杏仁（去皮尖，炒）120g，炙甘草45g，白薇（酒洗）60g。做法：上药如常法煎膏，稍加炼白蜜和，收放磁器内，隔水浸一昼夜退火气。每晨空心用15~18g，白滚汤化服。自定煎膏加蜜法：凡药30g煎膏9g，每膏30g加白蜜6g。此成规也。如少煎膏薄则药味不及，多煎则太过。蜜加或多或少又非所宜，取中和之道，庶与病相符。方内倘有现成胶，如阿胶、龟胶之类，不在此数内算之。

朱南孙治许女，31岁。心主血而藏神，脾统血而藏意，二经专司阴血。思虑烦劳，伤及心脾，营血涸亏，而气分亦弱，乃致长期贫血，神疲乏力，面色萎黄。营血亏虚不能上奉滋养于心，心神不安，竟夜不眠；营血不能上达，则咽干、肢麻；气虚则脾不统血，血无所归，上逆而致齿衄，下陷而致经注。脉细弦，舌暗红、边有瘀紫，苔薄。幸其纳可便调，冬令之际，投以健脾养血、宁心安神之品，预卜来年，气血充盛、精力增进。吉林参50g，炙黄芪120g，焦白术60g，杭白芍90g，生地90g，熟地90g，当归120g，川芎50g，广木香60g，陈皮60g，五味子60g，炒酸枣仁90g，茯苓120g，制何首乌120g，煅龙骨200g，煅牡蛎200g，淮小麦200g，制黄精150g，柏子仁120g，合欢皮120g，玄参90g，天冬90g，麦冬90g，丹皮90g，川牛膝90g，川续断90g，桑寄生120g，焦山楂90g，焦六曲90g，鸡血藤150g，陈阿胶100g，鹿角胶60g，湘莲60g，胡桃肉90g，龙眼肉60g，冰糖750g，陈酒240g。

笔者治萧山许男，有劳损史，多熬夜，面色萎黄，精神倦怠，腰膝酸软，慢性鼻炎易发，头晕目糊，口干心烦，心悸失眠，记忆力下降，易汗出，时遗精，大便时干时溏，苔薄腻，舌淡，脉细。辨为肺脾虚弱，气血不足，肾精亏虚。膏方以燮理十全膏为主方，人参用生晒参150g、边条红参30g，补气益五脏。另用刺五加、灵芝孢子粉、大枣补气安养心神，萸肉、枸杞子、淫羊藿、补骨脂补肾益精，山药、黄精、芡实补益肺脾肾，配用茯苓、陈皮、半夏助脾运，利枢机，使诸药补益之功用得到最大程度的发挥。

# 滋补下元膏

精藏于肾，肾所藏的精气包含了肾阴、肾阳两个方面。肾阴又叫元阴，是人体阴液的根本，肾阳又叫元阳，是人体阳气的根本。元阳亏虚，会使脾阳受损，导致脾阳虚，脾虚又会使脾胃运化水湿的功能减弱，在女子表现为白带多；男子滑精遗精则是肾元不能固摄精液。

## 配方与功效

遗精早泄调治膏方，笔者临床选用《祝味菊先生丸散膏方选》的滋补下元膏。所谓填补下元，即补肾益精、滋补元阴、温补元阳。

【组成】熟地240g，生白术120g，怀山药120g，党参90g，朱茯神90g，生龙齿90g，生黄芪90g，巴戟肉90g，酸枣仁60g，菟丝子60g，金樱子60g，沙苑蒺藜60g，枸杞子60g，莲须30g，莲心30g，炙远志24g，阿胶120g，蜂蜜250g。

【做法】上药除阿胶、蜂蜜外，加水浸渍一宿，连煎2次，每次2小时，浓煎过滤取清汁，加入阿胶、蜂蜜，用文火熬煮，至膏稠住火，待凉后装瓶。

【服法】一日2次，每次1匙，于早晚空腹时用沸水冲化服用。

方中用了补肾益精佳品熟地黄、巴戟肉、菟丝子、金樱子、沙苑蒺藜、枸杞子、阿胶，精盛自能生髓通于脑，而无眩晕健忘之虞；配用党参、黄芪、白术、山药、白蜜补益心脾，龙齿、酸枣仁、茯神镇心安神，莲须、莲心清心涩精，气壮神定，火清精秘，自无遗泄之忧；配用远志交通心肾，心肾交通则肾水不亏，心火不亢。各药合用，心脾肾兼顾，水火同治，上下并调，有较好的补肾益精、固元止遗作用。适宜于治疗精神不振，疲倦乏力，眩晕健忘，目糊耳鸣，心悸失眠，腰膝酸软，遗精早泄。

笔者在用滋补下元膏时，重视鲜铁皮石斛、灵芝孢子粉的应用，同时配用龟甲胶养阴制火。万先生，46岁，义乌人，经商。多熬夜，睡眠差，夜尿多，晨起多腰酸，面色萎黄，手足不温，心神不宁，性功能差，早泄严重，记忆力下降，头晕耳鸣，口苦，咽炎多发，苔薄舌红，脉弦细。治法重在补益心肾，益精疗损。主方用滋补下元膏，阿胶改用龟甲胶，蜂蜜改用冰糖，加用新鲜铁皮石斛、丹皮养阴清火，覆盆子、萸肉、九制何首乌补精气，益智仁、桑螵蛸固泄止遗，灵芝孢子粉养心壮神，并以小剂量怀牛膝、厚朴花、泽泻为使。全方益精补虚滋填下元，养阴清火固摄下元，并有疏利灵动之用，服用后患者眩晕、健忘、腰膝酸软、心悸、早泄诸症消除。

## 医论及医案

秦伯未治周男，52岁。用脑眩晕，甚则汗泄，当责之虚，惟按脉弦劲而数，时有怫郁则肝火亦旺。夫肾主骨，骨藏髓，髓海属脑，肾虚不能充髓，更不能涵肝潜阳，则气火易逆上扰清空，故《灵枢》曰："上气不足，脑为之不满，耳为之苦鸣，头为之苦倾，目为之眩。"又曰："岁木太过，风气流行，忽忽善怒，眩晕巅疾也。"际兹冬令闭藏，为拟滋补下元，清降风阳，以膏代煎，缓缓图治。秦氏论证，上病由乎下，责之肾虚水不涵木，气火上冒清空。用药较之祝氏，偏重于滋肾阴益下元，平肝风清气火。滋肾用熟地、萸肉、天冬、制何首乌、女贞子、阿胶、核桃肉，清火用菊花、钩藤、桑叶、冰糖，再加玳瑁、牡蛎潜肝阳，更用党参补气，当归、白芍养阴血，茯神安心神。沙苑蒺藜、白蒺藜同用，一以补益肝肾，一以散风明目。妙在陈皮，调畅气机并使全方滋而不腻。

又，曹，淋出溺道，浊出精窍，同门异路，分别宜详。浊症初愈，而腰髀酸痛者，阴亏虚热内燔也。水火不能相济，阴阳失互抱，端宜滋肾益精，清肺润燥，复其固有则神气自充，调其不平则余波自静。膏以代煎，方候明正。潞党参90g，蒸白术45g，生地90g，熟地90g，萸肉45g，怀山药90g，茯苓90g，清炙甘草15g，北沙参（元米炒）45g，麦冬（去心）45g，川贝90g，玄参45g，枸杞子45g，肉苁蓉45g，菟丝子45g，女贞子90g，芡实120g，怀牛膝45g，黄柏（盐水炒）45g，炒杜仲90g，炒桑续断90g，柏子仁90g，瓜蒌仁（杵）90g，桑螵蛸（炙）45g，粉萆薢45g，核桃肉120g。上味浓煎2次，滤汁，去渣，再加阿胶120g、龟甲胶120g、冰糖250g，文火收膏。

笔者治蔡男，40岁。有腰椎间盘突出史，多腰脊酸痛，尿不净，早泄，面色灰暗，睡眠差，苔薄黄腻，舌暗红，脉细。拟养心益肾，补精止遗。用药鹿角霜（先煎）350g，炒薏苡仁350g，龙骨（先煎）350g，菟丝子300g，茯苓250g，茯神250g，黄芪250g，丹参250g，炒杜仲250g，独活250g，芡实250g，枸杞子250g，炒白术150g，山萸肉150g，莲须150g，怀牛膝150g，炒鸡内金150g，陈皮150g，升麻150g，车前子（包煎）150g，川萆薢150g，乌梅120g，炮山甲（先煎）100g，五味子100g，砂仁（后入）30g，鲜铁皮石斛（先煎）300g，别直参（研粉收膏）30g，西红花（研粉收膏）10g，核桃肉（捣烂）250g，鹿角胶300g，龟甲胶150g，木糖醇250g。

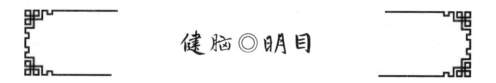

# 健脑 ◎ 明目

## 杞圆膏

膏方大多是为祛病、为保健而拟订的，会用到中药，所以或多或少都会有一定的药味。说到药味少、味道好的膏方，《摄生秘剖》杞圆膏就是有代表性的一种。

### 配方与功效

杞圆膏用药食两用之品，枸杞子和龙眼肉（即桂圆肉），熬膏服用，味道甚好。更重要的是，它有补益心脾、养血安神、明目益智的功效。

【组成】枸杞子（去蒂）5kg，龙眼肉5kg。

【做法】上药用新吸长流水50kg，以砂锅桑柴火慢慢熬之，渐渐加水，煮至杞圆无味去渣，再慢火熬成膏，瓷罐收贮。

【服法】不拘时候，频服2~3匙。

【功用】补益心脾，养血安神。

《万氏家抄方》中载有打老儿丸，药用枸杞子、石菖蒲、巴戟肉、楮实子、牛膝、远志、茯苓、山萸肉、杜仲、山药、续断、小茴香、五味子、肉苁蓉、熟地等，功能补气血、壮筋骨，用于治疗气血两虚，肾寒精冷，腰疼腿软，久无子嗣。

枸杞子味甘，性平，功能滋肾、润肺、补肝、明目。《外台秘要》中有枸杞子膏配方：枸杞子1500g，生地1500g，杏仁500g，人参100g，茯苓100g，天冬250g，牛髓1具，白蜜5000g，酥5000g。做法：杏仁去皮尖后，连同枸杞子、天冬、茯苓一并捣碎备用；另研捣生地黄取汁，然后将地黄汁、白蜜、牛髓、酥一并入锅煎，最后加入人参粉末，一并熬作稠膏，至入水不散为止。一日2次，每服2匙，用温酒化开服下。

龙眼肉味甘、平，性温，功能补心脾、益气血、健脾胃、养肌肉。适宜病症：思虑伤脾，头昏，失眠，心悸怔忡，虚羸，病后或产后体虚，及脾虚引起的下血失血。《随息居饮食谱》载有玉灵膏，是取龙眼肉与西洋参同用，加白糖熬膏，王孟英称它为代参膏。

杞圆膏是枸杞子与龙眼肉同用。熬膏时，先将枸杞子洗净，然后与龙眼肉一并放砂锅中，加水，用文火煎煮，边煮边搅动，不使结底；时时加水，使不干枯，待熬成膏，用瓷罐收贮。每日2次，于空腹时取1匙，用开水化开后服下。功能补益心脾，滋养肝肾，养血安神，明目益智。适宜于思虑过度，心脾损伤，肾精亏耗而致的头晕目糊，眼冒金星，视物不清，耳鸣不聪，遇事善忘，注意力不集中，不耐思索，面色无华，神疲乏力，腰脊酸痛。

笔者编著的《补品经典·枸杞子》一书中，收载杞圆大枣膏，即是杞圆膏基础上配用大枣而成。大枣可以煎取汁和入膏方，也可以取枣泥和入，增强了健脾益气，养胃补虚的功用，还使膏方味道变得更好。笔者膏方临床，多在辨证的同时配用枸杞子、龙眼肉，既增强补益功效，又能起到调味的效果。应用时，视阴阳气血偏虚的不同，配用胶类药，用于大补气血、补益五脏、健脑益智，治疗气血不足、诸虚百损、五劳七伤、脾胃虚弱、神困体倦、腰膝酸软、心神不宁。笔者特别推崇《饲鹤亭集方》参桂百补丸，此丸枸杞子、龙眼肉同用，更有人参、黄芪、山药补气，熟地、当归养血，生地、白芍养阴，菟丝子、狗脊温阳，茯苓、白术、五味子益心脾，杜仲、川断、牛膝壮筋骨。

## 医论及医案

　　《张氏医通》虚损门：龟鹿二仙膏治督任俱虚。精血不足，鹿角胶500g，龟甲胶250g，枸杞子300g，人参（另为细末）120g，龙眼肉300g。上五味，以杞圆煎膏，炼白蜜收，先将鹿角胶、龟甲胶酒浸，烊杞圆膏中，候化尽，入人参末，瓷罐收贮，清晨醇酒调服。

　　《临证指南医案》：钦，疝瘕，少腹痛。当归、生姜、羊肉、桂枝、小茴香、茯苓。又，瘕痛已止，当和营理虚。当归、紫石英、酒炒白芍、小茴香、淡苁蓉、肉桂。配合丸药，处方用养营去黄芪、白术、桂枝，合杞圆膏。

　　《柳宝诒医案》：黄，阴气内虚，肝阳升扰，晚热少寐，鸣眩心悸，皆肝肾阴亏之证，惟木气升，则气机易于塞室，故兼有脘闷络痛之候。调治之法，总以养阴为主，而清肝火，和肝气，随时增损可也。兹因脉象左虚，右手稍带浮数，先拟煎方，兼清气火。西洋参、生地、白芍、麦冬（川连入内，扎好）、丹皮炭、枳实、白薇、黑山栀、橘白、酸枣仁（猪胆汁拌炒）、瓦楞子、白蒺藜、夜交藤、竹二青。膏方用滋阴熄肝法：生地、白芍、制何首乌、枸杞子、菟丝子、白蒺藜（炒）、沙苑蒺藜、菊花、天麻、石决明、左牡蛎、麦冬、西洋参、龙眼肉（拌蒸）。煎取浓汁，加入阿胶，再酌加白蜜收膏。

# 真菊延龄膏

有些工作特别需要用眼，如终日在电脑前工作、绣花、驾驶等，容易使眼睛疲劳，更应重视眼保健。

五脏六腑的精气上注于眼睛，而肝开窍于目，眼睛的生理病理与肝肾精气关系密切。肝肾精气充盛，养眼明目，眼睛便不易疲劳，能转动灵活，明亮而视物有神；如果精气不足，两眼会暗淡无光，或两眼干涩，或视物昏花，或夜盲等。视疲劳保健，防治眼病，欲用膏方，首推真菊延龄膏。

## 配方与功效

真菊延龄膏出于《卫生编》，用菊花疏风清热、平肝明目，蜂蜜滋养补虚，一并熬膏，用于明目保健，延年益寿。御医还用其作慈禧的调养服食膏方。《慈禧光绪医方选议》载：光绪三十一年十一月初四日，张仲元、姚宝生谨拟老佛爷菊花延龄膏。鲜菊花瓣，用水熬透，去渣再熬浓汁，少兑炼蜜收膏，每服三四钱，白开水冲服。查阅光绪三十一年十一月初二日西太后脉案，载有"老佛爷脉息左关弦数，右寸关洪大而滑。肝经有火，肺胃蓄有饮热，气道欠舒，目皮艰涩，胸膈有时不畅"等语，前后除用此方外，并用明目延龄丸等清肝明目方。此方仅鲜菊花瓣一味，其疏风、清热、明目之功效当有专长。

笔者从明目保健、眼病防治考虑，以杭白菊、蜂蜜为主，加用生地、熟地、枸杞子、女贞子、青葙子、白芍、桑葚、制何首乌、桑叶、丹皮、萸肉、鲜铁皮石斛、陈皮、大枣、西红花、龟甲胶、鹿角胶等，组成新的真菊延龄膏，命名为施氏真菊延龄膏。

【组成】杭白菊250g，枸杞子250g，生地250g，熟地250g，萸肉150g，白芍250g，桑葚250g，制何首乌150g，桑叶150g，女贞子150g，青葙子150g，丹皮60g，新鲜铁皮石斛350g，西红花10g，龟甲胶250g，鹿角胶250g，蜂蜜1000g。

**【做法】**新鲜铁皮石斛洗净后，加水榨取汁；胶类药用黄酒浸一日夜，隔水炖烊；蜂蜜加水用小火煮沸后，滤去渣；杭白菊等药放锅中，加水浸半天，连煎2次，每次煎2小时，合并煎汁，过滤取清汁。将清汁、铁皮石斛榨取汁、胶浆同放锅中，边用小火熬边不住搅动，至膏黏稠，住火放凉，装瓶即可。

**【服法】**一日2次，每次1匙，于食后用沸水化开服用。

本膏方立意重在滋肾养肝，清火明目，健脑益智。用于两眼干涩，视物昏花，头晕耳鸣，神疲乏力，腰膝酸软，心悸不宁，失眠多梦，记忆力下降等。临床观察，除了眼保健，此方对于帮助睡眠，提高脑力，抗衰老延年益寿，都有一定作用。

识方心得

菊花常有白菊花、黄菊花和野菊花之分。野菊花的主要作用是清热解毒，而白菊花和黄菊花在清热的同时有养阴的作用，适宜于服食养生，所以叫作真菊。白菊花味甘，性平，功能疏风明目、清热益阴，主治肝阳上亢、头晕目糊、目赤肿痛、疮疡肿毒；黄菊花味苦，性凉，能疏风明目、清热解毒，风热感冒发热、头痛者多用之。

白菊花和黄菊花统称为菊花、甘菊花，能清肝火、平肝阳、助明目。治疗眼病的杞菊地黄丸中菊花就是主要药物。据传，某年光绪得了红眼病，好医好药都没有治好。安徽知府献上了黄山一带的菊花，让光绪服用，没过多长时间，皇帝的眼疾就好了。

现代临床常取菊花的散风清热、平肝明目、调利血脉的功效，治疗风热感冒、头痛眩晕、目赤肿痛、眼目昏花以及冠心病、高血压病、动脉硬化症、高脂血症等老年性疾病。

### 医论及医案

《张聿青医案》：任男，上则眼目昏花，下则阳道不通，有时火升面热，稠厚之痰，从喉中咯出。或谓真阳式微，阳道闭塞，则眼目昏花，火升面热，又系阴虚阳升明证，如以阳道不通与火升目花分为两途，则欲养其阴，必制阳光，欲助阳光，必消阴翳，未利于此，先弊于彼矣。或者阴阳并虚，水火皆乏，庸有是理。然果水火皆乏，安能形气皆盛，起居无恙乎？细察阳道不通，断非阳衰不振，实缘肾水不足，虚阳尽越于上，阳不下降，所以阳道不通，与阳气衰乏者，判如霄壤也。脉象弦大，尤为阳气有余之征。拟每晨进育阴以潜伏阳气，每晚进咸化痰热。备方如下：生地180g，制何首乌120g，生甘草21g，熟地120g，黑豆衣90g，天冬60g，生牡蛎120g，煅磁石90g，麦冬60g，海蛤粉120g，川石斛120g，党参120g，山药90g，浙茯苓90g，川贝母60g，西洋参60g，枸杞子90g，玄参90g，生白术60g，粉丹皮60g，女贞子（酒蒸）120g，石决明（打）120g，白菊花45g，橘红（盐水炒）30g，白芍（酒炒）45g，沙苑蒺藜（盐水炒）90g，牛膝（盐水炒）9g，泽泻45g。上药煎3次，去渣，用清阿胶90g、龟甲胶90g、鱼鳔胶60g，溶化冲入收膏，每晨服1调羹。再另加海蜇1500g，洗极淡，用清水煎烊，渐渐收浓，加荸荠汁180g，冲入，更加白冰糖60g收膏，每晚将卧时服半调羹，俱用开水冲挑。

## 桑菊地黄膏

许多高血压病患者希望用膏方来祛病保健，笔者临床推荐的是桑菊地黄膏。它是在传统六味地黄丸基础上加味，改为膏剂而成。

### 配方与功效

六味地黄丸是滋阴补肾的代表方剂，由熟地黄、山药、山茱萸、泽泻、茯苓、丹皮组成，用于治疗肾阴不足、虚火上炎而出现的头晕目眩、腰膝酸软、耳鸣、遗精、手足心热等。现代有水丸、蜜丸、浓缩丸等多种剂型，也有以之改变剂型加工而成的六味地黄膏，已被列入《卫生部药品标准中药成方制剂》。笔者从高血压防治的需要考虑，在原方基础上，加用桑叶、菊花、天麻、钩藤、制首乌、山楂等，合龟甲胶、鳖甲胶熬膏。

【组成】生地250g，熟地250g，枸杞子250g，生白芍250g，生山楂250g，桑叶200g，杭白菊200g，九制何首乌20g，茯苓200g，萸肉150g，天冬150g，麦冬150g，丹皮150g，地骨皮150g，天麻150g，钩藤100g，桃仁100g，地龙100g，胆南星100g，姜半夏100g，泽泻100g，水蛭20 g，灵芝孢子粉（搅入）30g，西红花（研粉）20g，鲜铁皮石斛（榨汁）300g，龟甲胶250g，鳖甲胶250g，黄酒250g，木糖醇250g。

【做法】鲜铁皮石斛洗净，榨取汁用；西红花研成粉末；龟甲胶、鳖甲胶加黄酒浸一日夜，隔水炖烊；余药除灵芝孢子粉外，放锅中，加水浸一日夜，连煎2次，每次2小时，合并煎液，过滤取清汁。将石斛汁、胶浆倒清汁中，边熬边搅动，至膏黏稠时，加西红花粉再搅5分钟，住火候凉，下灵芝孢子粉，搅拌均匀，装瓶即成。

【服法】一日2次，每次1匙，于早晚食后用沸开水冲化服下。

本膏功能滋养肝肾、养阴凉血，适宜于治疗肝肾不足、阴虚内热、头晕头胀、目糊、耳聋、心悸不宁、失眠多梦、盗汗出、时有烘热、大便干涩。

> **识方心得**
>
> 本膏方药物组成分为三组：一是滋养肝肾药，有熟地、枸杞子、生白芍、鲜铁皮石斛、龟甲胶、九制何首乌、萸肉、天冬、麦冬；二是清热凉血药，有生地、桑叶、杭白菊、丹皮、地骨皮、钩藤、地龙；三是祛湿导痰行瘀药，有茯苓、桃仁、胆南星、姜半夏、泽泻、水蛭、西红花、鳖甲胶。另用灵芝孢子粉养心安神、调补五脏。诸药合用，能使肝肾阴精得以补给，痰瘀消弭，火气降潜，血热得以清宁。火气旺者，杭白菊改用野菊花，并可配用羚羊角粉。

### 医论及医案

《张聿青医案》：顾女，营阴亏损，营血不足，不克与卫俱行，遂致营卫不和，皮寒骨热。血不养经，则肢节作痛。血不养肝，风阳上旋，则头痛、耳鸣、心悸。滋水以涵肝木，育阴而和营血，一定之理。生地180g，菊花30g，白芍（酒炒）90g，柏子仁60g，川断60g，熟地120g，当归（酒炒）90g，杜仲90g，党参120g，茯神60g，西洋参30g，女贞子（酒蒸）60g，天冬（辰砂拌）45g，麦冬（辰砂拌）45g，黑豆衣60g，白薇（炒）60g，生甘草15g，炙甘草15g，玉竹60g，泽泻30g，枸杞子60g，怀牛膝（酒炒）90g，青蒿45g，酸枣仁（炒）60g，白术（乳蒸）30g，炒萸肉30g，炒木瓜30g，石决明120g。另阿胶90g，龟胶60g，鹿胶30g，溶化收膏。

又，薛，平素痰多，渐起眩晕，始清痰热，未能速效，继进育阴以潜阳气，眩晕才得退轻。盖脾为生痰之源，胃为贮痰之器，升降之机，肝合脾主左升，胆合胃主右降。惟胃有蕴聚之痰，斯胆失下行之路。于是甲木生火，火即化风，久之而水源亦耗，所以育阴之剂，获效于后也。炙生地

150g，党参90g，丹皮60g，菊花30g，玄参60g，生白术30g，白芍（酒炒）45g，橘红30g，竹沥半夏45g，生甘草15g，莨肉炭30g，川石斛90g，生牡蛎120g，茯苓60g，天花粉45g，川贝母（去心）45g，海蛤粉（包煎）90g，天冬60g，石决明（打）120g，煨天麻45g，玉竹60g，白蒺藜（去刺炒）90g，泽泻45g。上药加足量水煎3次，去渣，再煎极浓，用清阿胶、龟甲胶溶化，冲入收膏，每晨服一调羹，开水冲挑。

颜德馨治陈男，高血压、高脂血症、脂肪肝，水亏木旺、瘀热交困，辛巳冬至后订膏方。水亏木旺，肝家气火有余，胆失中正之司，生化无权，高血压史，曾有血脂、尿酸及转氨酶偏高，头晕时作，皮肤蠕痒，脉弦数，舌唇紫，苔黑腻。治当平肝息风，化瘀泄热，借草木之精华，据胜复之法度，补其不足，泻其有余，订养生之大计，俾寿而康。用药：生地300g，西洋参（另煎）90g，铁皮石斛（另煎）30g，玉竹150g，白芍90g，当归90g，赤芍90g，制何首乌150g，丹皮90g，知母90g，炒黄柏90g，夏枯草150g，双钩藤（后入）90g，桑叶90g，杭白菊90g，生山栀90g，怀牛膝90g，生薏苡仁300g，生黄芪300g，平地木300g，金钱草300g，对坐草300g，决明子150g，南山楂150g，白蒺藜150g，虎杖150g，土茯苓150g，紫丹参150g，桑白皮90g，葛根90g，海藻90g，杏仁90g，桃仁90g，荆芥90g，防风90g，生蒲黄（包煎）90g，泽泻90g，苍术90g，白术90g，明天麻45g，煅龙骨（先煎）300g，煅牡蛎（先煎）300g，珍珠母（先煎）300g，龟甲胶90g，鳖甲胶90g，蜜糖500g。

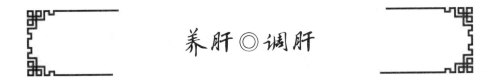

# 养肝 ◎ 调肝

## 清热养肝和络膏

肝藏血，是指肝有调节血量的作用。人体处于休息或睡眠状态时，部分血液回流到肝内贮藏起来，而活动时部分肝内的血液就会被运送到全身，供给各脏腑组织需要。肝主疏泄，是说肝具有疏散宣泄的功能，其功能与人的情绪变化相关。人在发怒时会伤肝，而肝气不疏也会致生郁怒，使人生病。肝的功能正常与否还与消化功能直接相关，脾的运化、脾气的散布作用和胆汁的分泌，均有赖于肝气的疏泄。肝的功能活动还与妇女月经有关，肝气郁滞，气血运行不畅，肝藏血功能失调，会导致月经不调。肝在志为怒，是由于肝主疏泄，阳气升发，为肝之用，大怒会造成阳气升发太过；肝的阴血不足，阳气升泄太过，也会出现发怒。此外，肝开窍于目，其华在爪，肝的功能活动还直接影响到眼睛和爪甲。

### 配方与功效

清宫御医为慈禧开的调治膏方清热养肝和络膏，载于《慈禧光绪医方选议》。养肝，即保养维护肝的功能发挥。肝藏血，肝主疏泄，在志为怒，肝的功能涉及精神情志活动。清热养肝和络膏的重要功效是养肝，通过郁金、桑叶、白术、生地、白芍、当归、羚羊、天麻等养肝，对于脾胃功能的发挥，对于精神情志活动的调摄，以及月经病调治等，都是大有裨益的。

【组成】川郁金（研）9g，霜桑叶12g，生白术9g，细生地9g，生白芍12g，酒当归9g，羚羊7.5g，明天麻6g，秦艽6g，炒僵蚕9g，橘红（老树）6g，川贝母（研）6g，炒枳壳6g，炒建曲9g，生甘草3g。

【做法】共以水煎透，去渣再熬浓汁，炼蜜为膏。

【服法】每服9g，白开水冲服。

识方心得

光绪三十年三月二十九日，庄守和、姚宝生还为慈禧开过清热养肝活络膏，用药有细生地、杭白芍、酒当归、炒僵蚕、川贝母、炒建曲、羚羊、明天麻、川秦艽、橘红、炒枳壳和生甘草等。功能一是和络，一是活络。药味与上载清热养肝和络膏大同小异，但所用羚羊之量则一。孟诜肯定羚羊养肝息风之功，谓"和五味子炒之，投酒中经宿，饮之，治筋胃急强、中风。"羚羊之用，重在清热以养肝，对于清肝热最有妙用。

### 医论及医案

《王旭高临证医案》：费，类中之后，手足不遂，舌根牵强，风痰入络，防其复中。处方：党参、大生地、制南星、白芍、秦艽、白术、制何首乌、羚羊角、虎骨（现已禁用，可用狗骨代替）、当归、牛膝、海风藤、沙苑蒺藜、茯苓、酸枣仁、杜仲、生薏苡仁、陈皮、川贝、半夏。用法：上药煎浓3次，加竹沥2茶杯，生姜汁20匙，白蜜2杯，阿胶120g烊化收膏。

《萧评郭敬三医案》：侄媳刘氏，年廿余，素禀不足，益以二三生产，肝血愈虚。至春初，忽然手足筋痛，十指麻木，项上筋亦强痛。医者以为伤寒，用麻桂等药发散，其痛增剧，而头面手足，更加肿胀，不能行动，口干舌苔微黄。更罗姓医，以为阳明证，用白虎汤加味，服后全然不应。止月下旬，适余自郡中归，始为诊视。见其睡卧床上，转侧须人，询之四肢无力，不能举动，头面手足仍肿，周身筋痛不可着手，口微作干渴，饭食极少。诊其脉，虚细略数，按之散涩无神，知为血虚木泛涵濡，厥阳变大风，劫烁其阴，络脉无以滋养。盖手之三阴，从胸走手，足之三阴，从足走腹，三阴之阴大虚，经络之气不能流行，阻涩作痛可知矣。与前贤谓络虚则痛，甚则作肿，及暴然肿胀，多属火风之说，若合符契矣。盖五行六气之流行，最速莫如风火。然非外来六淫之邪，乃血虚液耗，肝肾精血先亏，内乏藏纳之司，龙相骤升，变化大风莫制耳。法当先清络热，使其痛缓，继进滋涵柔润之剂以息风。于是定方，羚羊、连翘、栀子、菊花、丹皮、桑叶、钩藤、蔓荆子、薄荷、牡蛎之类，一剂痛缓，连进数剂痛即止。早晚佐以膏子化服，方用生地、白芍、阿胶、鳖甲胶、龟胶、天冬、五味子、枸杞子、鲍鱼、鸡子黄、牡蛎、肉苁蓉、蜂蜜之类，熬膏，开水化服，调理廿余日，即平复如初。倘见其胸痞食少，而以甘温健脾呆补之药治之，则中焦津液，更为劫烁，愈不思食矣。此证即仲景所谓肝纵之证。盖肝木有病，其阴阳寒热之邪，必然乘侮胃土。阳热之邪乘胃，劫其阴津，则痞闷不思食；阴寒之邪乘胃，则作呕吐，一定之理也。故不思食一症，余每用苦辛宣通之法，然暂开势必复合，必佐柔润之剂，以息其风火，胃阴充足，即能进食矣。

## 调肝和胃膏

慈禧太后吃过一个叫"调肝和胃膏"的膏方。这膏方是御医们用来治疗西太后的肝阴虚、脾胃不和的。

### 配方与功效

调肝和胃是常用的中医治法，本膏以此命名，突出了此法的应用与重要性。分析处方用药，白芍、金石斛和桑叶的用量均在党参之上，突出的是清肝柔肝以养阴益胃。陈可冀院士评议本方称"重用生白芍，切中西太后肝阴虚、脾胃不和之证情。余药之用，党参健脾益气，竹茹、化橘红降逆化痰、利气宽中，白术补脾、益胃、燥湿，木香行气止痛，枳壳行气宽中除胀，生甘草益气补中、缓急止痛，焦三仙消食和胃。合而对肝阴不足，脾胃不和，胁痛不舒，胃脘痞满，嗳气呃逆，纳食减少，寐劣梦多，心烦急躁，口干舌燥，有很好的治疗作用"。

【组成】党参9g，生白芍12g，金石斛12g，桑叶12g，竹茹9g，焦三仙27g，广木香（研）2.4g，枳壳（炒）6g，橘红（老树）4.5g，生甘草3g，生白术6g。

【做法】共以水熬透，去渣，再熬浓汁，兑炼蜜收膏。

【服法】每服15g，白开水冲服。

识方心得

本方名曰疏肝，实则清泻肝火；道是和胃，重在疏气滞，养胃阴。处方中的焦三仙，即焦麦芽、焦山楂、焦神曲。这三味药的共同功用是消积化滞，但又有各不相同的特点。焦麦芽消化淀粉类食物的积滞，焦山楂治疗肉类或油腻所致的食滞，焦神曲消化米面食物的积滞。三药合用，能明显地增强消化功能，起到消食积、和胃气的作用。

### 医论及医案

《慎五堂治验录》：陆芝兰室，壬午十一月二十四日，葫芦泾。呕血盈碗，肤黄足肿，耳鸣眩晕，目暗无光。刻下血虽止而脘间仍有上冲泛恶，此原虚而肝逆不和也。拟调肝和胃治之，血不上冒则妥。赤芍45g，炙甘草0.6g，降香汁0.5g，薏苡仁9g，枸杞子9g，金石斛4.5g，全丹参9g，竹青45g，菊花9g，代赭石9g，怀牛膝1.8g，藕汁5匙。失血后调理，拟用归脾汤加味熬膏日服，使周身之气咸归于脾，脾气得旺，血有所生，气血充足，何忧腰酸、经断、肤黄、泄泻之不已哉？党参90g，广木香21g，生地90g，杜仲炭120g，黄芪60g，茯神120g，益智仁21g，紫石英90g，白术30g，远志肉18g，枸杞子45g，陈皮24g，当归45g，炒枣仁45g，白芍45g，灶心土120g，炙甘草30g，龙眼肉60g，川楝子15g，香附90g，丹参30g，红枣90g，冬虫夏草15g。上药河水浸，文火熬浓，去渣，用饴糖90g收膏，每日米饮冲服5匙。

柳宝诒治秦某不寐案，以泄肝清热、和胃化痰、养血安神为治，用党参、生地、熟地、当归、白芍、酸枣仁、首乌合白蒺藜、石决明、牡蛎、牛膝、天麻、马料豆健脾养阴、滋肝息风，复以丹皮、山栀、菊花清肝，砂仁、陈皮行气助运，化湿和胃，茯神宁心安神。案载：老年胃气先虚，风木之气，易于内犯。木性佛郁，则化风化火，心嘈不寐，扰于中而为呕闷，窜于上而为耳鸣头胀，凡此皆肝风应有之变态。刻诊左脉弦硬而数，肝火未能静熄，而舌苔带浊，中焦兼有痰阻，当以泄肝和胃为法。拟方：青盐半夏、茯苓、陈皮（盐水炒）、枳实、白芍、姜川连、刺蒺藜、石决明、羚羊角、黑山栀（姜汁炒）、滁菊花、竹二青、党参、炒丹皮。又膏方：潞党参、生地、熟地黄、当归、白芍、刺蒺藜、石决明（盐水炒）、牡蛎、丹皮（炒）、黑山栀、滁菊花（炒）、马料豆（制）、辰茯神、怀牛膝（炒炭）、酸净枣仁（川连煎汁拌炒黑）、天麻、砂仁、陈皮、制何首乌。上药煎汁滤净，烊入阿胶、白蜜收膏。

笔者治淳安许女，59岁。有胃切除史，经常上腹痛，胃中堵气，如有石头重压，嗳气泛酸，并有心烦易怒、入睡困难、喉间痰黏等。苔薄腻、质干，舌暗红，脉弦细。诊断为胃肠功能紊乱，辨证属肝实胃弱、阴虚气滞。采用调肝和胃法，用太子参、白术、茯苓、山药、白芍、石斛、郁金、砂仁、合欢皮、灵芝等煎服，两周后诸症减轻，改用膏方。膏方采用调肝和胃膏，其中金石斛改用新鲜铁皮石斛。在调肝和胃膏的基础上，膏方中加用了山药、大枣、薏苡仁、枸杞子、香茶菜、藤梨根、厚朴花、野生灵芝、九制何首乌，胶类药用龟甲胶和阿胶，养阴制火、养血补虚。

## 润肺和肝膏

润肺和肝膏是御医为慈禧开的补益膏方。据《慈禧光绪医方选议》载，处方用药有党参、薏苡仁、麦冬、白芍、石斛等。

### 配方与功效

在五行，肺属金，肝属木，肺虚肝实，肝木反克肺金。所以，润肺和肝，润养不足之肺阴，制约肝之阳气太过，是对证之举。

【组成】党参15g，生薏苡仁30g，麦冬24g，橘红（老树）12g，桑叶24g，枇杷叶（炙，包煎）24g，白芍（生）18g，石斛（金）24g，甘草9g，炒枳壳12g。

【做法】共以水煎透，去渣再熬浓汁，兑入蜜炼为膏。

【服法】每服9g，白开水送下。

名曰"润肺"，当以沙参为首选，方中却用了党参。据载，西太后肝肺气道欠调，时作咳嗽。此方不用沙参而用党参，可能与肺气虚有关。润肺，需要养阴。肺金得凉润则清肃，肝胃之气可得制约。

> **识方心得**
>
> 脾弱的可通过理脾来达到"和肝"的目的。王旭高治肝法，有疏肝理气、疏肝通络、柔肝、缓肝等，其中肝气盛而中气虚者，当缓肝，用炙甘草、大枣、怀山药、麦芽、柿饼之属；肝气乘脾，腹痛者，宜六君子汤加淡吴萸、白芍、广木香之类，即培土泄木之法也；肝风上逆，中虚纳少，宜滋阳明，泄厥阴，用人参、甘草、大枣、白芍、玉竹，即培土宁风法、抑木缓肝法也。

### 医论及医案

御医曾为光绪开出理脾和肝化湿膏，重在理脾，用的是苍术、茯苓、化橘红、白芍、玉竹等。陈可冀曾作评议：以理脾化湿为主，仿五味异功之意，旨在理脾，用五苓散去肉桂而淡渗利湿，以三仙饮、莱菔子、枳壳、鸡内金助健脾和胃之力，桑白皮、瓜蒌皮清肺以利水之上源，并助川贝祛痰止咳之效，杭白芍、菊花、玄参、菟丝子补益肝肾，玉竹、竹茹润燥止呕，旋覆花降逆和胃并可祛痰。倘长期服用，对脾虚湿蕴，肝肾不足者当有裨益。方载《慈禧光绪医方选议》：乾清宫传出皇上用理脾和肝化湿膏一料。西洋参（研）9g，白术6g，杭白芍15g，玄参15g，化橘红9g，猪苓15g，泽泻9g，茯苓15g，旋覆花（包煎）9g，枳壳（炒）9g，川贝（研）9g，瓜蒌皮9g，菟丝子15g，玉竹9g，菊花9g，桑白皮9g，莱菔子（研）9g，竹茹9g，鸡内金12g，三仙饮（各）9g。共用水煎透，去渣，再熬浓汁，兑蜜15g。每次服3匙，用白开水送下。

笔者治孙女，43岁。肺结节，胸闷时痛，多及背部，面有色斑，体瘦，神疲，纳差，大便溏，月经量少，苔腻，舌暗淡，舌尖红，脉细弱。治法养阴益气，润肺和肝。处方：山参10g，红芪150g，炒白芍150g，石斛150g，薏苡仁250g，炒陈皮120g，炙枇杷叶150g，桑叶150g，百合150g，浙贝150g，羌活150g，姜半夏120g，炒枳壳150g，猪苓150g，丹参150g，肿节风200g，鱼脑石250g，枸杞子150g，大枣200g，阿胶200g，龟甲胶200g，黄酒200g，冰糖200g。

又，耿女，41岁。近10年来，过敏性鼻炎多有发作，入冬遇冷即发，流清涕，打喷嚏，鼻干，有阻塞感，咽痒，眼痒，鼻痒，面色㿠白，肌肤干燥，吃辛辣食物即上火，颈椎不适，颈肩板滞，牙龈虚浮、时有出血，心烦，入睡难，苔薄舌红，脉弦细数。拟滋水润肺，清肝泄热。处方：生晒参（另煎）150g，北沙参150g，天冬120g，麦冬120g，生地250g，熟地250g，怀山药250g，生黄芪200g，茯苓250g，炒白术120g，扁豆200g，炒当归120g，川芎120g，浙贝150g，银柴胡100g，杭白菊120g，辛夷150g，灵芝（先煎）250g，鲜铁皮石斛300g，九制何首乌200g，菟丝子200g，白蒺藜120g，防风100g，五味子60g，乌梅100g，炒枳壳200g，化橘红100g，炒鸡内金150g，枸杞子150g，川贝粉（搅入）50g，炮山甲（先煎）100g，核桃肉250g，龟甲胶350g，黄酒200g，木糖醇250g。

柳宝诒治黄某心悸案：阴气内虚，肝阳升扰，晚热少寐，鸣眩心悸，皆肝肾阴亏之证。惟木气升，则气机易于塞窒，故兼有脘闷络痛之候。调治之法，总以养阴为主，而清肝火，和肝气，随时增损可也。兹因脉象左虚，右手稍带浮数，先拟煎方，兼清气火。西洋参、生地、白芍、麦冬（川连入内扎好）、丹皮炭、枳实、白薇、黑山栀、橘白、酸枣仁（猪胆汁拌炒）、瓦楞子、白蒺藜、夜交藤、竹二青。服后如仍然脘闷加首乌，火甚加羚羊角。膏方用滋阴熄肝法：生地、白芍、制何首乌、枸杞子、菟丝子、沙苑蒺藜（炒）、白蒺藜、滁菊花、天麻、石决明、牡蛎、麦冬、西洋参、龙眼肉（拌蒸）。煎取浓汁，加入阿胶，酌加白蜜收膏。

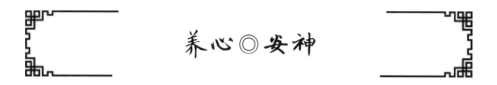

养心◎安神

## 养心定悸膏

养心定悸膏是由《伤寒论》炙甘草汤改变剂型而成。《伤寒论》第177条云："伤寒，脉结代，心动悸，炙甘草汤主之。"第178条云："脉按之来缓，而时一止复来者，名曰结。又脉来动而中止，更来小数，中有还者反动，名曰结，阴也；脉来动而中止，不能自还，因而复动，名曰代，阴也。得此脉者，必难治。"

炙甘草汤组成：炙甘草120g，生姜90g，人参60g，生地黄500g，桂枝90g，阿胶60g，麦门冬150g，麻子仁150g，大枣30枚。上9味，以清酒1400ml，水1600ml，先煮8味，取600ml，去渣，内胶烊消尽，温服200ml，日三服。

**配方与功效**

养心定悸膏载录于《中国药典（2010年版）》一部，功能主治如炙甘草汤。炙甘草汤方证是由伤寒汗、吐、下或失血后，或杂病阴血不足，阳气不振所致。阴血不足，心体失养，或心阳虚弱，不能温养心脉，故心动悸。阴血不足，血脉无以充盈，加之阳气不振，无力鼓动血脉，脉气不相接续，故脉结代。治法滋心阴，养心血，益心气，温心阳，复脉定悸。方中重用生地黄滋阴养血为君，《名医别录》谓地黄"补五脏内伤不足，通血脉，益气力"。配伍炙甘草、人参、大枣益心气，补脾气，以资气血生化之源；阿胶、麦冬、火麻仁滋心阴，养心血，充血脉，共为臣药。佐以桂枝、生姜辛行温通，温心阳，通血脉，诸厚味滋腻之品得生姜、桂枝则滋而不腻。

【组成】地黄120g，麦冬60g，红参20g，大枣60g，阿胶20g，黑芝麻50g，桂枝30g，生姜30g，炙甘草40g。

【做法】上9味，红参切片，除阿胶外，用温水浸泡1小时后煎煮2次，每次2小时，合并煎液，滤过；生姜绞汁，桂枝提取挥发油；其余甘草等五味与上述红参、生姜、桂枝药渣加水煎煮2次，每次2小时，合并煎液，滤过，滤液加入红参提取液，浓缩成稠膏。取黄酒30g烊化阿胶，另取蔗糖120g制成糖浆，加入上述稠膏、烊化阿胶及炼蜜20g，继续浓缩至适量，放冷，加入生姜汁及桂枝挥发油，搅匀，制成约300g，即得。

【服法】口服，一日2次，每次15~20g。

【功用】养血益气，复脉定悸。用于气虚血少，心悸气短，心律不齐，盗汗失眠，咽干舌燥，大便干结。

【注意】腹胀便溏、食少苔腻者忌服。

【贮藏】密封，置阴凉处。

本方中有阿胶，最宜熬膏服用。《伤寒溯源集》云："阿胶补血走阴，乃济水之伏流所成，济为十二经水中之阴水，犹人身之血脉也，故用之以导血脉。所以寇氏《本草》云："麦冬、地黄、阿胶、麻仁，同为润经益血复脉通心之剂也。"如阳虚气弱，配方中加用鹿角胶，合人参、桂枝以温阳补元气，有助宣通百脉，流行血气。

## 医论及医案

罗谦甫治一人，年五十余，中气本弱，至元庚辰六月中，病伤寒八九日。医见其热甚，以凉剂下之，又食梨三四枚，痛伤脾胃，四肢冷，时昏胀。罗诊之，其脉动而中止，有时自还，乃结脉也。心亦悸动，吃噫不绝，色变青黄，精神减少，目不欲开，独卧恶人语，以炙甘草汤治之。成无己云补可去弱，人参、大枣之甘以补不足之气，桂枝、生姜之辛以益正气。五脏痿弱，荣卫涸流，湿剂所以润之，故用火麻仁、阿胶、麦冬、地黄之甘，润经养血，复脉通心是也。加桂枝、人参急扶正气，生地减半，恐伤阳气。服之不效。罗再思脉病对，莫非药陈腐而不效乎？再于市铺选尝气味厚者，再煎服之，其病减半，再服而愈。本案见《名医类案》。中气虚，又误用泻，更伤脾胃，后天乏源，无阳以宣其气，更无阴以养其心，故见脉结代，心动悸。方用炙甘草汤，补土生火、滋阴复脉之功甚著，可臻力宏效卓。

笔者治陈男，75岁，玉环人。2015年1月21日就诊。胸闷心悸三年多，因心律失常、房颤，住院治疗25天。出院诊断胸痹，心血瘀阻，心律失常，阵发性房颤，冠心病，胃溃疡，肾囊肿，甲状腺右叶结节，双侧颈总动脉多发斑块形成。自家开药房，条件便利，因患陈疾多年，去年开始每周服用8片鹿茸，并常将山参、龙眼肉、核桃肉、高丽参一起炖服，导致口唇干燥脱皮，口苦，夜间口干，心悸，时有胃脘痞塞，苔白腻，舌红，脉结代。拟养阴活瘀，益气养心，以养心定悸膏加味。用药：炙甘草150g，北沙参150g，麦冬150g，玄参150g，丹参150g，桂枝90g，鲜铁皮石斛300g，茯神200g，女贞子200g，九节菖蒲120g，远志120g，胆南星120g，厚朴花120g，瓜蒌皮150g，浙贝母150g，砂仁30g，谷芽200g，麦芽200g，水蛭60g，地龙120g，生山楂200g，野生灵芝250g，西红花10g，黑芝麻200克，大枣200克，阿胶200g，龟甲胶150g，黄酒200g，冰糖200g。2016年1月15日复诊开膏方，述症状基本控制。仍有皮肤瘙痒、口干，苔浊腻、舌暗红、质干，脉细，拟前方出入，北沙参改用野山参和西洋参，以大补元气、抗衰延年。

## 桂圆参蜜膏

《得配本草》载有桂圆参蜜膏，功能润肺补气、养心益智，对于劳损不足、劳伤心神，有调补良效。

### 配方与功效

桂圆参蜜膏配方中的生晒参，在一些书里用的是党参。张山雷说："党参力能补脾养胃，润肺生津，健运中气，本与人参不甚相远，尤为可贵者，则健脾运而不燥，滋胃阴而不湿，润肺而不犯寒凉，养血而不偏滋腻，鼓舞清阳，振动中气，而无刚燥之弊……然补助中州而润泽四隅，故凡古今成方之所用人参者，无不可以潞党参当之，即凡百证治之应用人参者，亦无不可以潞党参投之。"沙参味甘性凉，功专补肺阴，清虚火；龙眼肉（即桂圆肉）补益心脾，养心益智；蜂蜜补中润燥。各物互相配合，补益气血，适宜于虚劳衰弱，心脾不足，失眠多梦，心悸不宁，肺虚久咳，虚热烦倦及孕妇产前产后滋补等。

【组成】生晒参120g，龙眼肉120g，北沙参250g，蜂蜜500g。

【做法】龙眼肉洗净，加水适量，用小火煮1小时；将生晒参、北沙参同放砂锅中，加水浸1小时后，煎取汁，连煎2次。把2次煎汁同倒入砂锅中，用中火浓缩，倒入煮好的龙眼肉，连汤倒入，边煎煮边用筷子不停搅动，至膏稠黏，住火待凉，装瓶备用。

【服法】一日3次，每次取1汤匙，以沸开水冲化吃下。

【功用】补元气，益心智，助筋力。适宜于体质虚弱之疲倦乏力，记忆力减退，注意力不集中，心悸怔忡，烦渴，心神不宁等。

民间有龙眼洋参膏，是脱胎于本膏方的精简配方。龙眼洋参膏配方为：龙眼肉50g，西洋参30g，白糖60g。做法：西洋参放在小碗内，隔水炖后切片；把上好的龙眼肉和白糖、西洋参片一同放入瓷碗中，加适量清水，盖严，隔水放锅内，烧开后改用文火蒸约4小时，取出冷却即可。一日1次，每次1汤匙，早起空腹用开水冲服，连服7天。与桂圆参蜜膏比较，龙眼洋参膏减去了党参，补气之功减弱，但养阴功效更突出，润燥作用得以加强，补而不热，清而不凉，适宜于心脾不足偏于阴分亏虚而兼见烦渴、心神不宁者。

识方心得

民间食谱姜枣龙眼蜜膏，配方为龙眼肉250g，大枣肉250g，蜂蜜250g，鲜姜汁2汤匙。做法：先将龙眼肉、枣肉洗净，放入锅内，加水适量，煎煮至熟烂时，加入生姜汁、蜂蜜，文火煮沸，调匀。待冷后装瓶。一日2次，每次取1汤匙，开水化开，饭前食用。龙眼肉、大枣均有补益心脾，益智宁心之功；蜂蜜有增强脑力、改善心肌功能之用。三物配合使用，能益心脾，增智力，适用于思虑劳伤太过，心脾亏损，心悸怔忡，健忘，纳呆，腹胀者进食。尤有特色的是，方中配用了鲜生姜汁，有辛开助胃之妙用，对兼有纳呆腹胀者尤为适宜。

### 医论及医案

《问斋医案》：曾经半产，去血过多，无以滋荣五内，流贯诸经。舌有红槽，时觉头眩、心悸，饮食减少，经来不能应月盈亏。清气不升，肛痔下坠。久延有二阳之病发心脾，传为风消、息贲之虑。熟地、东洋参、茯苓、炙甘草、白术、当归、白芍、五味子、龙眼肉，武火熬膏，早晚各服12g。

笔者治陈女，37岁。1年前病肺结核，经规范治疗，现已停药。形体消瘦，面色苍白，神疲乏力，多有烦热，睡眠不实，多盗汗，口干，大便干涩，月经量少，经来腰酸，苔薄腻，舌红，脉弦细，拟补肾益肺，健脾培土。用药：炙鳖甲（先煎）200g，青蒿120g，地骨皮120g，当归120g，浙贝母120g，太子参150g，山药200g，茯苓250g，黄芪200g，白术150g，天冬150g，麦冬150g，百合150g，北沙参120g，仙鹤草150g，萸肉120g，白及90g，红枣150g，炒鸡金120g，炙甘草120g，川贝粉（收膏）90g，龙眼肉（收膏）100g，五味子90g，灵芝孢子粉（收膏）50g，西洋参（另煎）90g，山参（研粉收膏)30g，冬虫夏草（研粉收膏)30g，鲜铁皮石斛（榨汁）300g，核桃肉（捣烂）250g，龟甲胶250g，鹿角胶150g，冰糖250g。做法：上药炙鳖甲及余药加水浸一日夜，先煎煮炙鳖甲3小时，再入余药，连煎2次，每次2小时，合并煎汁，过滤取清汁；鲜铁皮石斛榨汁、龙眼肉、核桃肉一并加入；龟甲胶、鹿角胶加黄酒煮烊加入；用小火熬煮，并不住手搅动，至膏稠住火，放凉后，入另煎药、粉料药搅和，候凉装瓶。服法：一日2次，每次1匙，于空腹时用沸水冲化服下。

## 三子麦冬膏

《食疗本草学》载有三子麦冬膏，三子为松子、枸杞子和金樱子，配合麦冬、蜂蜜熬膏，用于润养补虚。

### 配方与功效

三子中的松子功能滋阴润肺、润肠通便，且能健脑防衰、延年益寿。《本草经疏》说它气味香美甘温，气温属阳，味甘补血，血气充足，则五脏自润。据现代医学研究，松子含有油酸酯、亚油酸酯、酒石酸、腺嘌呤、胆碱，以及蛋白质、蔗糖、葡萄糖、微量元素等，有补血和镇静作用，对神经性心悸不宁有一定的疗效。枸杞子、金樱子均为补养肝肾之品，前者补养中兼能明目，后者补养中兼能涩精；麦冬甘润滋养，润肺清心，有安神除烦之效用；蜂蜜滋养补中，有强壮抗衰老等功能。诸药合用，滋阴涩精，宁心益智，适宜于虚羸少气，虚烦不宁，心悸失眠，头晕眼花，健忘遗精者服用。一些食疗保健书中，将本方命名为松子麦冬蜜膏。

【组成】海松子120g，枸杞子120g，金樱子120g，麦冬150g，蜂蜜150g。

【做法】上药同置砂锅内，加水适量，文火煎煮取汁，连煎3次。然后，取3次汁混合，文火浓缩，加炼蜜收膏。

【服法】一日2次，早、晚各1次，每次2匙，用沸水调服。

本膏方配方，三子麦冬膏中的枸杞子、金樱子、麦冬均被采用，且大剂量用之。海松子为药房所不备，可改用有类似功用的核桃肉；血糖高者，蜂蜜以改用木糖醇为好。

### 医论及医案

《张聿青医案》：陈男，肾气不能收摄，临圊辄带精浊，宜补气固肾。处方：党参9g，枸杞子9g，沙苑蒺藜（盐水炒）9g，怀山药9g，茯神9g，杜仲9g，菟丝子（盐水炒）9g，制何首乌12g，建莲9g，金樱子9g。二诊：神情稍振，每至临圊，辄有精浊带出，肾气虚而不振也。处方：党参6g，云茯苓9g，怀山药9g，金樱子6g，建莲9g，白术6g，沙苑蒺藜9g，煅牡蛎12g，菟丝子9g。三诊：固肾气而益脾胃，脉证相安，前法扩充之。处方：炙黄芪9g，制何首乌9g，党参9g，炒白术9g，炙甘草0.3g，杜仲9g，炒山药9g，沙苑蒺藜9g，金樱子9g，肥玉竹9g。膏方：每至小便，辄有精浊遗出。此精病，非浊也，肾虚不摄可知。脾胃多湿，气虚不运可知。拟补气以健脾胃，益肾以摄阴精。处方：炙黄芪120g，山药（炒）90g，制何首乌180g，炙甘草15g，杜仲90g，党参180g，扁豆90g，白术（炒）60g，芡实90g，肥玉竹90g，白茯苓90g，炒萸肉60g，生地（姜汁炒）240g，沙苑蒺藜（盐水炒）120g，枸杞子90g，巴戟肉60g，熟地（砂仁炙）180g，补骨脂（盐水炒）90g，肉苁蓉90g，西洋参60g，当归（酒炒）60g，杭白芍（酒炒）60g，金樱子（去核）120g，菟丝子（盐水炒）90g，天冬60g，麦冬60g，清阿胶90g，龟甲胶90g，鹿角胶60g，线鱼胶（即鳔胶。鱼鳔溶化后，冷凝成的冻胶，切成线条的称为线鱼胶）60g。后4味酒化收膏。

蔡香荪治陈女，奇经失养，肝脾失调，此经先愆而带下多也。脉虚弦，舌黄。际此冬令，治以柔肝健脾，并固奇经。炒党参90g，炙黄芪90g，熟地（砂仁末12g拌炒松同煎）120g，焦怀山药90g，炙枸杞子120g，制香附90g，炒杜仲90g，炒青皮42g，炒陈皮42g，焦白术60g，炒瓜蒌皮90g，炒当归90g，炒白芍90g，炒怀牛膝90g，炒丹皮60g，法半夏42g，菟丝子（炒）90g，天冬120g，炙知母90g，玉竹120g，白茯苓120g，白蒺藜90g（去刺炒），煅牡蛎（打）240g，炒车前子90g，红花12g，炒女贞子90g，桑枝120g，金樱子90g，龙眼肉120g，红枣180g，莲肉（去心）120g，炒薏苡仁120g，核桃肉120g，生老姜1大块，陈阿胶（烊化）120g，冰糖（收膏）240g，老红糖120g。煎药如法收膏，早餐二三匙，开水冲薄蒸热，逢渴代茶，倘天寒不爽时即将紫苏9g、生姜2片煎服，然后再服新膏，或以生姜汤冲，或以陈皮汤冲，或以砂仁汤冲均可，此宜自酌之。

笔者治盛女，52岁。糖尿病六七年，空腹血糖在9mmol/L上下波动。体瘦，头晕乏力，面色萎黄，毛发干枯，多烦热，易怒，入睡难，盗汗出，手足心热，口咽干燥，口渴多饮，尿频，大便干涩，苔花剥，舌红，脉细数，拟养阴润燥，滋养心肾。处方：生晒参150g，北沙参150g，黄芪200g，枸杞子200g，麦冬150g，萸肉150g，山药250g，天花粉200g，九制何首乌150g，金樱子250g，玉竹150g，淫羊藿150g，白芍150g，丹皮120g，金银花150g，砂仁30g，覆盆子200g，核桃肉250g，阿胶200g，鹿角胶200g，黄酒200g，木糖醇200g。

# 五味子膏

明洪基撰辑的《摄生秘剖》中，载有玄及膏一方，处方用药：北五味子（水浸一宿，去核）500g，白蜜1500g。将五味子放砂锅中，加河水煎取汁，又将渣再煎，以无味为度，入蜜，微火熬成膏。功能收敛固摄，用于治疗喘嗽、梦遗精滑。

### 配方与功效

早在宋代的《本草衍义》中，就有五味子膏记载：治肺虚寒，五味子方红熟时采得，蒸烂研滤汁，去子，熬成稀膏。量酸甘入蜜，再上火待蜜熟，俟冷，器中贮，作汤，时时服。

明代医家李梴的《医学入门》记载用五味子膏治疗梦遗虚脱，熬膏方法与寇氏相同，服法：每服1~2匙，空腹，滚开水调服。

某年六月，清宫御医为慈禧汁了这个这膏，命名为五味子膏。《慈禧光绪医方选议》曾作介绍，并有评议。

【组成】五味子240g。

【做法】水洗净，浸半日，煮烂，滤去渣，再熬似饴，少加蜂蜜收膏。

【评议】五味子性味酸、甘、温，入脾肾二经，功能敛肺滋肾，生津敛汗，涩精止泻，单用有收敛补益作用。《神农本草经》列为上品，谓其能"主益气咳逆上气，劳伤羸瘦，补不足，强阴，益男子精"。《备急千金要方》杂补方30首，用之者有16首，孙思邈说："五月常服五味子以补五脏气……六月常服五味子以益肺金之气，在上则滋源，在下则补肾。"皆推崇其补益作用。据近代药理研究，北五味子对中枢神经系统功能的调整作用与人参相似，还有助于提高心脏功能，对循环衰竭者合人参、麦冬有调节或升压作用。现代用五味子酊、五味子糖浆等制剂治神经衰弱、失眠症颇有效。西太后此方，制于六月为补益和安神而用。

清宫御医沿袭古法。从功用分析，五味子具五味，有调养五脏的作用。《新修本草》云："其果实五味，皮肉甘、酸，核中辛、苦，都有咸味，此则五味俱也。"孙思邈说："五月常服五味子以补五脏气。"虽谓补益五脏，但毕竟性温、味酸涩，要在收敛固涩，益气生津。《本草汇言》说："凡气虚喘急，咳逆劳损，精神不足，脉势空虚，或劳伤阳气，肢体羸瘦，或虚气上乘，自汗频来，或精元耗竭，阴虚火炎，或亡阴亡阳，神散脉脱，以五味子治之，咸用其酸敛生津，保固元气而无遗泄也。"同时强调它的补益肺肾作用："在上入肺，在下入肾，入肺有生津济源之益，入肾有固精养髓之功。"现代多用于久嗽虚喘，梦遗滑精，遗尿尿频，久泻不止，自汗，盗汗，津伤口渴，短气脉虚，内热消渴，心悸失眠。

**识方心得**

笔者临床治疗肺虚咳逆、短气、虚羸，肾虚遗精、盗汗、失眠，肝病胁痛、虚烦、胫软，常以五味子为主药，或配生晒参、黄芪、山药、百合、炙紫菀补肺益气；或配生地、天冬、萸肉、制黄精、枸杞子补肾益精；或配麦冬、女贞子、灵芝孢子粉、新鲜铁皮石斛养阴护肝。血虚证，配合四物汤，并加阿胶；气虚证配用四君子汤，并加黄明胶；肾精不足的，配用左归饮；痰热重者，则合温胆汤。补益心肾，健脑益智膏方，常与石菖蒲、远志、枸杞子、新鲜铁皮石斛、核桃肉、灵芝孢子粉、龟甲胶、鹿角胶同用。

### 医论及医案

《类证治裁》：孙，高年上盛下虚，头眩肢麻，耳鸣舌强，值少阳司令，肝风内震，脉象浮洪，消谷善饥，便溏汗泄，皆液虚风动之咎。交夏火旺，遂口㖞言蹇，此风火袭络，类中显然，最防倾仆痰涌。又午刻火升，头汗身热，其由来则本阴不交阳，无攻风劫痰之理。治以水涵木，兼摄虚阳。熟地15g，五味子1.5g，麦冬4.5g，茯神9g，牡蛎（醋煅，研）9g，甘菊花（炒）4.5g，鲜石斛9g，白芍6g，川贝母4.5g，丹皮3g，阿胶（水化）6g。三服诸症悉退，脉渐平，惟夜卧少安帖，此肝虚而魂失静镇也。原剂中加龙骨（煅）2.1g，接服无间。另订膏方，用前味加西洋参、萸肉、莲子、桑枝取嫩者，熬膏收贮，窨退火气，每服15g。能加意调摄，可望回春。

笔者治杨男，46岁。血压142/92mmHg，好饮酒，多熬夜，劳损过度，头晕，神疲，面色暗滞，两眼干涩，肩颈酸胀，腰膝酸软，失眠多梦，时有遗精，盗汗，口干，胃纳差，大便两三天一行，易感冒，遇风寒即十天半月不愈，咳嗽缠绵。苔白腻，舌红质胖，脉弦细。拟健脾补肺，滋肾益精。用药山参、炙黄芪、生白术、茯苓、制黄精、五味子、枸杞子、沙苑蒺藜、楮实子、金樱子、覆盆子、菟丝子、新鲜铁皮石斛、怀牛膝、野生灵芝、九制何首乌、大枣、萸肉、天冬、炙紫菀、龟甲胶、鹿角胶。上药熬膏，另用灵芝孢子粉1包（1g），调膏服用。

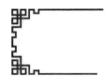

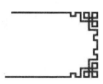

# 健脾 ◎ 益胃 ◎ 通便

## 资生健脾膏

笔者曾治天台姚女士，形体消瘦，身高167cm，体重60kg，纳差，进食稍多即胃中不适，食入即吐，长年不能吃主食，睡眠差，乱梦多，思虑甚，总是反复回放日间的活动，行走无力，易疲乏，手足不温，背冷，大便不爽，长年尿隐血。苔薄，舌暗，脉细数。劳损之甚，调治从脾胃着手，以资生丸为主方。

资生丸出自明代名医缪仲醇，是用于消食健脾的调补方。明代医家王肯堂曾在《证治准绳》中介绍，余初识缪仲淳时，见袖中出弹丸咀嚼，问之。曰：此得之秘传，饥者服之即饱，饱者食之即饥。

**配方与功效**

王肯堂在一次酒足饭饱后试着服用资生丸，第二天确实一点积滞的感觉都没有。于是，他对资生丸特别信服，将它作为父亲晚年的保健用药。光绪年间，御医以此方为基础，给老佛爷拟订了资生健脾膏。

【组方】党参60g，白术（炒）45g，广砂仁（小粒，研）30g，木香（研）30g，茯苓（研）60g，陈皮36g，柏子仁（炒）45g，三仙（炒黄）120g，山药30g，厚朴30g，枳实（炒，研）36g，炙甘草15g。

【做法】上药以水熬透，滤去渣，再熬浓，加炼蜜为膏，瓷罐收盛。

【服法】每用12g，白术水冲服。

分析处方用药，党参、白术、茯苓、甘草、山药味甘，用于补脾；砂仁、陈皮、厚朴、三仙、枳实味辛，用于调胃；更用柏子仁润下通滞，使全方能补能运，成为平和的调补脾胃良方。

虚劳多及五脏，表现为脏腑精气的损伤，但并非纯属虚证，多因脾胃虚弱，运化不及，饮食积滞。食积中焦，气失周流，而有壅满痞塞之症；气阻则运益馁，脏腑功能受损。治法重脾胃，消食、祛湿、行气，祛除束缚之邪，助其健运；径用补益，可使水谷精微得以化生，脏腑精气均得资益，复康强健可期。

在姚女士的处方中，用药一是消食，用神曲、山楂、炒谷芽、炒麦芽、姜半夏、砂仁；二是健脾，选用山药、炒党参、炒白术、茯苓、炒薏苡仁；更用萸肉、炒当归、五味子、鸡血藤补益五脏精气。

两周后二诊，胃口、精神好转，原方出入再进。三诊诉多年来不能吃的年糕也可以吃一点了，眼佳，乏力改善。前方改作膏剂，以健脾养胃为主，消食和中为辅，配以补益心脾，滋补肝肾。两月后，睡眠、饮食均已恢复正常，乏力感消失，怕冷症状消除，手足温热，体重增加到65kg。

识方心得

　　膏方一般都会用到胶类药，使能黏稠成形。本膏则不同，用的是蜂蜜。一是蜂蜜与胶类药同样有黏稠和合的作用，但能避免胶性的腻滞；二是蜂蜜还有很好的调补脾胃的作用。宫廷用药首先是求稳，膏方调补重要的是不伤胃。此方用蜂蜜，正是御医们精心巧思后的选择。

## 医论及医案

《寓意草》：家邦周，年逾五旬，丁亥仲冬陡然便泄无度，形瘦神疲，纳食甚少，自问以为不起矣。余诊之脉弦而劲，曰：土虚木乘，培土和木尚可图功。疏方用白芍、甘草、茯苓、白术、扁豆、灶心土、苏叶、薏苡仁、益智仁等，一剂而便泄已稀，去甘草、苏叶，加党参、陈皮、川楝子、谷芽，又服五剂，泄止而能起榻。胃旺纳加，非肉不饱，嗣后自谓泄伤元气，当以膏剂调补。方用六君、归脾加味，服至旬日，起居健康已如壮年矣。党参240g，黄芪90g，益智仁30g，龙眼肉60g，白术60g，防风12g，远志30g，莲子120g，茯神90g，枳壳30g，香附90g，当归30g，甘草30g，白芍90g，砂仁30g，生姜15g，陈皮90g，桂枝15g，饴糖240g，红枣240g，制半夏90g，木香30g。

《汪艺香医案》：夫厥者，尽也。凡物阴尽而阳生，阳尽则阴复，人之厥阴寓肝，肝为木，木能生火，火为阳，阳宗于阴。所以古人有相火藏肝之训也。肝性条达而舍生风，一有悒郁，母子则经育两难，肝病及脾则为腹痛，为攻撑，忽寒忽热，为不寐，为心悸，常哕常吐。《经》云：肝胆乃生发之机，脾胃谓之营卫之源，肝气横久化火，胃阴日见消耗，所病神乏形疲，纳减不寐，甚至血从上溢，难过莫名，无一非生发之气衰败，营卫之源枯槁。治肝之法，《内经》有辛以补之，酸以益之，甘以缓之。名曰治体治用治本，苟能肝脏一治，则脾胃自复，所患之病可愈矣。即拟膏方，一则能代汤药之繁，一则可收缓图之效，所有谬疵，即请有道政之。生地、熟地、党参、茯苓、茯神、苏罗子、杭白芍、当归、紫石英、白术、陈皮、女贞子、酸枣仁、炙甘草、杜仲、龙眼肉、延胡索、陈香橼、枸杞子、柏子仁、香附，陈阿胶、白蜜收膏。

## 理气温胃膏

慢性胃炎是最为常见的疾病，病症多有反复。疾病初起先是浅表性胃炎，进而发展为萎缩性胃炎，出现肠化（肠上皮化生），而萎缩性胃炎伴肠化演变成胃癌的比例很高，约占10%。慢性浅表性胃炎的主要表现是上腹部疼痛和消化不良。活动期会出现上腹胀满或剧痛；缓解期疼痛多不明显，仅隐隐作痛，或有胀痛，饱食后有不适的感觉。消化不良主要表现为嗳气、嘈杂、恶心、呕吐、食欲减退。活动期各种症状明显，甚或剧烈，缓解期较为轻微。调治中，笔者多选用理气温胃膏。

### 配方与功效

笔者治金女，老胃病患者。经常胃中堵气，胀痛明显，嗳气，口干，便秘，一周一次大便。结合苔薄腻舌红、脉细数，治法养胃、理气、行瘀，拟一贯煎、失笑散合方同用。经过半年的治疗，患者病症基本消除，胃胀痛很少发作，大便每天一行，全身状况良好。接着用膏方健脾益胃、调养补益，用药有林下参、炒白术、茯苓、制半夏、炒陈皮、炒薏苡仁、浙贝母、炒柴胡、藤梨根、蛇舌草、炒鸡内金、砂仁、枸杞子、阿胶、鹿角胶等。

2013年1月17日，病理报告诊断："胃角、窦"中度慢性萎缩性胃炎（活动性）伴中度肠化，HP（－）。2013年11月7日，病理报告诊断："胃窦"轻度慢性浅表性胃炎，HP（－）。两张报告单都是诸暨市人民医院出具的，反映了治疗前后疾病的根本性变化。也体现出膏方健脾益气的效甚力宏。

【组成】炒党参、茯苓、制半夏、陈皮、山药、香茶菜、蒲公英、百合、枸杞子、炒白术、浙贝、乌贼骨、炒鸡金、枳壳、丹参、制香附、厚朴、红枣、白豆蔻、炙甘草、砂仁、灵芝孢子粉、阿胶、饴糖等。

【做法】上药用清水浸泡一昼夜，先煎药煮3小时，入余药用中火浓煎2次，去渣取清汁，加粉料、胶类及糖收膏，待凉透后装瓶贮存。

【服法】一日2次，每次1匙，于早晚食后1小时用开水冲化服用。

识方心得

慢性胃炎有浅表性胃炎、萎缩性胃炎和肥厚性胃炎的分别。慢性浅表性胃炎是慢性胃炎中最常见的一种，约占慢性胃炎一半以上。慢性萎缩性胃炎常由慢性浅表性胃炎反复迁延或不愈转变而来，常与浅表性胃炎同时存在。慢性肥厚性胃炎较为少见，病因不甚明了，主要表现是慢性上腹部疼痛和消化不良症状。活动期可见上腹胀满或剧痛，缓解期疼痛不明显，仅为隐痛或胀痛，在饱食后出现不适感。消化不良症状表现为嗳气、嘈杂、恶心呕吐、食欲减退、便血等，往往活动期各种症状明显或剧烈，缓解期症状较为轻微。萎缩性胃炎还可有舌乳头萎缩伴舌炎、贫血、消瘦及腹泻等表现。肥厚性胃炎较多出现胃肠道症状，可有上消化道反复出血。慢性胃炎的病程较长，往往需要很长的调治时间，适宜于采用膏方进行调治。

### 医论及医案

笔者治王女，35岁。慢性胃炎，叠进温化药，病情好转，惟遇风寒胃中嘈杂，时有胃胀，口腻，薄白腻，质润，舌有红点，脉濡细数。用温胃祛湿，兼疏郁滞膏方，服完一料，胃胀、嘈杂消失，面色红润，体重从45kg增加到48kg。处方：红参（研粉收膏）50g，黄芪250g，炒白术

150g，茯苓250g，陈皮120g，制半夏120g，炙甘草30g，山药250g，炒薏苡仁250g，香茶菜250g，蒲公英250g，藤梨根300g，百合250g，枸杞子200g，浙贝150g，乌贼骨150g，炒鸡内金150g，枳壳150g，丹参150g，制香附120g，厚朴120g，瓜蒌皮120g，八月札100g，红枣100g，白豆蔻（后下）120g，玉蝴蝶120g，辰远志60g，砂仁（后下）30g，鲜铁皮石斛（榨汁）300g，核桃肉250g，灵芝孢子粉（收膏）50g，阿胶500g，冰糖250g。

又，治沈男，42岁。2011年2月28日胃病理报告：胃窦黏膜中度慢性浅表-萎缩性炎伴中度肠化。胃脘痞塞，进食不当即泛酸，口干咽燥，大便溏，睡眠差，多梦，苔薄腻，舌暗红，脉细，拟健脾益胃，养阴疏肝。处方：红参30g，生晒参140g，茯神210g，青皮140g，陈皮140g，合欢皮140g，制香附140g，柴胡140g，炒枳壳140g，香茶菜210g，蒲公英210g，藤梨根280g，白及140g，浙贝210g，枸杞子280g，玫瑰花140g，丹参210g，地龙140g，炒白芍210g，鲜铁皮石斛300g，莪术140g，山药280g，灵芝（先煎）300g，炒谷芽250g，麦芽250g，神曲140g，沉香曲140g，炒山楂250g，西红花10g，龟甲胶200g，鹿角胶200g，木糖醇250g。上药用清水浸泡一昼夜，先用旺火浓煎2次，去渣取汁，加胶收膏。一日2次，每次1匙，食后用开水冲化服用。一年后再服膏方一料，2013年3月8日胃病理报告：胃窦黏膜中度慢性浅表性胃炎伴中度肠化。

## 噎膈膏

噎膈膏，在许多医书里都有载录，究其出处，多注明是《冷庐医话》。其实查其书可知，《冷庐医话》之启膈散摘自《医学心悟》。《冷庐医话》载："余谓噎症初起，莫如《医学心悟》之启膈散。又秘传噎膈膏，程杏轩《医述》以为效如神丹：人乳、牛乳、芦根汁、人参汁、龙眼肉汁、甘蔗汁、梨汁，七味等分，惟姜汁少许，隔汤炖成膏，微下炼蜜，徐徐频服。至顾松园之治膈再造丹，谓能挽回垂绝之症。有此数方，何事更求僻药乎？"

## 配方与功效

《医述》卷七"杂证汇参"噎膈反胃，载有秘传膈噎膏（原书称"膈噎"）。方中人参甘微苦微温，益气健脾；梨汁甘微酸而凉，生津燥化痰；芦根甘寒，清热止呕；龙眼肉甘温，益脾补血；甘蔗味甘性寒，生津养胃；生姜辛温，止呕祛痰；蜜糖甘平，解毒补中。诸药相配伍，功能清胃润燥，补气养阴，善治血枯便燥，反胃噎膈。

秘传膈噎膏，效如神丹，须心平气和，勿求速绩。

人乳、牛乳、芦根汁、人参汁、龙眼肉汁、甘蔗汁、梨汁、生姜汁。

七味等分，惟生姜汁少许，隔汤熬成膏，微下炼蜜，徐徐频服。

**识方心得**

早在元代，朱丹溪就提倡用牛乳、生姜汁等治噎膈反胃。《丹溪心法》卷之三《翻胃》载："翻胃大约有四，血虚、气虚、有热、有痰兼病，必用童便、韭汁、竹沥、牛羊乳、生姜汁。"丹溪还将乳汁、藕汁等用于治疗消渴。他说："消渴，养肺、降火、生血为主……入方：黄连末、天花粉末、人乳汁、藕汁、生地汁。上药，后三味汁为膏，入前二味搜和，佐以生姜汁和蜜为膏。徐徐留舌上，以白汤少许送下。能食者，加软石膏、栝楼根。"

## 医论及医案

《临证指南医案》：王，老年血气渐衰，必得数日大便通爽，然后脘中纳食无阻，此胃汁渐枯，已少胃气下行之旨，噎症萌矣，病乃操持太过，身中三阳，燔燥烁津所致，故药饵未能全功，议用丹溪法。烦劳阳亢，肺胃津液枯。麦冬汁、鲜生地汁、柏子仁汁、甜杏仁汁、黑芝麻汁、杜苏子汁、松子仁浆，水浸布纸，绞汁滤清，炖自然膏。

《心太平轩医案》：云间陆孝廉病膈延诊。案云：《经》曰，饮食入胃，游溢精气，上输于脾，脾气散精，上归于肺，通调水道，下输膀胱，水精四布，五经并行，合于四时五脏阴阳，揆度以为常也。今肺气失宣，胃中痰阻，气不下行，得食即呃，嗳气欲厥，卧下痰鸣气逆，乃肺胃阴虚痰阻所致。脉形软弱，不受辛香之剂，性拘多郁，宜摆脱一切，仿仲淳噎膈膏意。沙参、麦冬、贝母、苏子、竹沥、蛤壳、枇杷叶、甜梨汁、芦根汁、蔗浆、杏酪、白蜜，泉水熬膏，早晚一勺。

《素圃医案》：李三升文学尊堂，年七旬外，春末胃中大痛，呕吐紫血碗许，而痛吐犹不止，脉细数而弦，两胁肋胀痛，胃中硬满，因怒未伸而致病。《经》云：怒则气逆，血郁于上。此证是也。用当归、白芍、郁金、黄连、制吴萸、丹皮、黑山栀，以滋抑肝气之逆，少加沉香，以为向导。连服五七日，痛虽止，而胸阻塞不开。易医谓高年胃冷，用辛温宣气之品，即大便秘结不通，食饮难下，脉变细涩不堪。予议高年血液枯衰，火结于上，恐成膈噎，辛燥不宜。而病人亦恶药，遂以芦根、甘蔗、梨、藕、莱菔各取汁煎膏，用人乳、竹沥调化，频频咽之。半月胸结始开，能吞稀粥，竟不服药，惟食汁膏，尚延数载。

《沈氏医案》：骏老，平素畏寒恶风，此内有郁火也。郁火发越，则又畏热，胸膈阻滞不通，大便燥结，食物入胃，至晚作酸而呕。脉息沉弦而数，两关尤甚，此系肝火郁于胃中。煅炼津液成痰。而作酸，随肝火上冲而呕吐。并有白沫而冷者，乃热极似冷，非真寒也，是乃噎膈反胃之基。《经》云：三阳结谓之膈。三阳者，大小肠膀胱也。结，热结也。热结于下，则反之于上。治之法，先宜和胃豁痰开郁之药，理其中焦，然后以养阴之品，润其大肠，庶得奏效也。煎方：半夏、陈皮、香附、山栀、旋覆花、瓜蒌、郁金、枳壳、茯苓；丸方：半夏、陈皮、枳壳、山栀、瓜蒌仁、川连、莱菔子、香附；膏方：生地、当归、白芍、苏子、杏仁、瓜蒌仁、柏子仁、梨汁、白茅根汁。

笔者治朱男，70岁。自觉进食时有异样感，梗塞感，轻微疼痛。浙二医院诊断为贲门癌，于2014年4月住院手术治疗。2017年5月做肠梗阻手术，出院后神疲，纳差，胸部有紧缩感，胸骨后胀闷，吞咽干硬食物有异物感。时胃胀呕恶，泛酸，大便干涩，一日4~5次，苔光舌暗，脉弦细。经中药调治，症情稳定，膏方拟健脾益胃，养阴润肠。处方：生晒参150g，北沙参150g，生白术200g，生白芍150g，生地黄150g，山药250g，姜半夏120g，浙贝120g，白及120g，制香附150g，乌药120g，沉香曲90g，茯苓200g，芦根300g，龙眼肉150g，灵芝孢子粉60g，大枣200g，鹿角胶200g，龟甲胶200g，黄酒200g，冰糖200g。

## 消积保和膏

《丹溪心法》载有治疗食积的保和丸，用药山楂、白术、陈皮、茯苓、半夏、连翘、黄芩、神曲、萝卜子等，制丸，为传世名方。该方被《中国药典（2010年版）》一部收录。

### 配方与功效

消积保和膏是笔者根据传统名方保和丸化裁而来的有消积滞、保和通作用的调理膏方。

【组成】山楂（焦）300g，六神曲（炒）100g，半夏（制）100g，茯苓100g，陈皮50g，连翘50g，莱菔子（炒）50g，麦芽（炒）50g。

【做法】以上8味，粉碎成细粉，过筛，混匀，用水泛丸，干燥，制成水丸，或每100g粉末加炼蜜125~155g，制成大蜜丸，即得。

【用法】一日2次，口服，水丸一次6~9g，大蜜丸一次1~2丸；小儿酌减。

【功用】消食，导滞，和胃。用于食积停滞，脘腹胀满，嗳腐吞酸，不欲饮食。

本方重用山楂，消食开郁，尤善消肉食油腻之积。臣药神曲消食健脾消酒积，莱菔子下气消食消谷面之积。三药配伍，可消一切饮食积滞。方中更佐以半夏、陈皮行气化滞，降逆和胃而止呕；茯苓淡渗利湿，健脾以止泻，用来调治因食积引起的气机阻滞，胃失和降；连翘清热散结，治疗食积化热。综观全方，药力缓和，药性平稳，有"保和"之用，消食之中佐以理气和胃，清热散结，使食积得消，胃气得和，热清湿去，诸症自愈。

识方心得

笔者常用消积保和膏治疗急慢性肠胃炎、消化不良、婴幼儿腹泻等属于食积内停者。肥胖、高血脂、高胆固醇、高尿酸诸症大多与饮食肥甘厚腻相关，从积食论治而用本膏，常取得较好效果。

## 医论及医案

《孙文垣医案》：周凤亭公，年五十有八。正月肠风下血，又饮食过伤，大吐。而朱友以枸杞地黄膏250g进之。不知此公肝气素盛，中焦原有痰积，且多思伤脾，又值卯木正旺之月，投以地黄、枸杞子，适以滋其湿而益滞其痰耳。由是饮食减少，肌肉日消，腹中痞滞。又吴友以归脾汤进之。讵知湿热未除，先用温补，是以油扑火，势成燎原。以致大便燥结，口干舌燥。据巳午未三时，中焦蒸蒸发热，烦闷，酉时而退，此皆湿热壅滞于脾无疑矣。且面色黄中带黑，下午足面有浮气，皆是湿势伤脾之征。法宜清肃中焦，彻去湿热，则饮食自加，而新痰不生，宿痰磨去，庶五谷精华不生痰而生血矣。血充则精神长，而肌肉可复，且秋来无疟痢之患。公曰：清肃中焦，当用何剂？予曰：二陈汤加薏苡仁、酒炒白芍药、麦芽以养脾而消痰，以枳实、黄连泄痞而去热，以青蒿分利阴阳而消其黄，葛根升引清阳之气，使肌热清，而口渴可止矣，当服10剂。公曰：先生之方善，但枳实、黄连恐体虚者不足以当之。予曰：惟此二味，适可以去公之病根，舍是则不效。缘中焦有余之疾，非此不能去，亦非它药所能代。公半信半疑，服4剂而诸疾皆愈。公遽中止，不复服完。至七日尽，果发疟疾，而以木香槟榔丸下去稠积甚多，乃追悔予言，而延之诊。予教以前方仍服10剂，夜以丹溪保和丸调理，则永无疟痢之患矣。

笔者治付女，43岁，2013年10月20日初诊。肥胖（身高172cm，体重73kg），面色暗滞，多色斑，少光泽，腹部饱胀，嗳气吐腐，终日没有饥饿感，食多，口苦口臭，心情郁怒，头昏胀痛，不易入睡；排便困难，甚至七八天一次，解而不爽，多矢气。苔浊腻，舌暗红，脉细滑。处方中将保和丸改为汤剂，配用厚朴、苍术、炒麦芽、鸡内金，意在祛湿破壅，消导积滞；加用决明子、芦根、制何首乌、芦荟，以冀降气通便，逐腑祛浊。用药峻猛，取效也速，大便畅解，而有一身松快之感。服药7剂，脘腹胀闷稍松，觉饥厚苔退去，口苦减轻。拟原方去厚朴、芦荟，加用北沙参、新鲜铁皮石斛养阴润燥。三诊改用膏方，守方保和丸，并用九制何首乌益精血，补肝肾；野生灵芝安养心神，西红花行血养颜，分两个月服用。2014年3月16日，自述胃胀、嗳气消除，知饥，无口臭，大便畅解，日行1次，腹胀完全消除，腰围减小。面色好转，有了光泽，神清气爽。患者因工作原因经常熬夜，饮食失节，致食积内停，气机阻滞，更有生活起居失常，思虑过度，劳伤心脾。治疗中，急则治其标，消食行气为先，膏方中重视补益心脾，养阴疏肝，遵守的是"保和"之法。

## 芝麻核桃膏

便秘可为肠道本身疾患所致，也可因全身疾病所引起，还会因精神疾病而引发。一般认为间隔2~3天排便一次者，可视为便秘，但就不同的人而言应与其平时习惯相比较来确定。有调查表明，健康人每天排便1次者约占60%，一天几次者占30%，几天1次者占10%，所以单纯从排便次数来判断是否便秘，是不够全面的。便秘者常伴有精神不爽，烦躁易怒，腹部胀满疼痛，食欲减退，失眠头晕等症状。长期便秘还会引起痔疮、肛裂。

防治便秘的中药有很多，黑芝麻、核桃肉、蜂蜜均为有效的药食两用之品，三物合方，熬膏服用，具通便功能。

### 配方与功效

宋代《太平圣惠方》载有胡麻延年驻寿膏，原料是黑芝麻和蜂蜜。做法：芝麻1000g，放蒸笼中蒸至香气出，移置日光下晒干。然后加用适量水拌湿润，复蒸熟晒干。如此反复，蒸9次晒9次，最后研为细末，加蜂蜜1500g，文火熬成膏，用温酒或温开水化开服用。《神农本草经》中记载芝麻功效为治伤中虚羸，补五脏，益气力，长肌肉，填髓海，久服延年益寿。芝麻的养生作用与它的制作方法有很大关系，即需要反复蒸晒。陶弘景曾说，服食胡麻，当九蒸九曝，熬捣饵之。

黑芝麻、核桃肉味美多脂，营养丰富，含有大量多价不饱和脂肪酸，能降低胆固醇，健脑养生，润燥通便。麻核桃膏用的是黑芝麻和核桃肉，加用蜂蜜熬膏，补养肝肾精血、润燥通便作用显著，且口感好，很受欢迎。

【组成】核桃肉500g，黑芝麻1000g，蜂蜜1000g。

【做法】核桃肉加少许盐炒熟，研成细末；黑芝麻置蒸笼中蒸至香气大出后取出晒干，然后加适量水拌湿润，复置蒸笼中蒸，如此反复，经过9

次蒸晒后，研为细末。将蜂蜜加少量水，用小火熬熟，过滤去渣后，放回锅中，加入核桃、芝麻细末，用小火熬煎，边拌边熬，制成稠膏，待凉透后收膏。

【服法】一日2次，每次2匙，于早晚食前用沸水冲化服用。胃痛者用温酒冲化服用。

芝麻核桃膏，芝麻、核桃、蜂蜜同用，润燥通便作用明显，并能补养肝肾、润养五脏，不但能治疗肠燥便秘，还适宜于治疗肝肾亏虚、头晕目眩、腰膝酸软、失眠健忘、须发早白、遗精阳痿、虚寒咳喘等。

方中蜂蜜味甘，性平，归脾、胃、肺、大肠经，功能调补脾胃、缓急止痛、润肺止咳、润肠通便、润肤生肌，还有解毒作用。润肠通便方中时常会用到。张仲景《伤寒论》治阳明病，自汗出，若发汗，小便自利者，此为津液内竭，虽硬不可攻之，当须自欲大便，食蜜七合。于铜器内，微火煎，当须凝如饴状，搅之勿令焦著，欲可丸，并手捻作铤，令头锐，大如指，长2寸许，当热时急作，冷则鞕。以纳谷道中，以手急抱，欲大便时乃去之。《本草纲目》评价说，蜂蜜入药之功有五，清热也，补中也，解毒也，润燥也，止痛也。生则性凉，故能清热；熟则性温，故能补中；甘而和平，故能解毒；柔而濡泽，故能润燥；缓可以去急，故能止心腹肌肉疮疡之痛；和可以致中，故能调和百药而与甘草同功。张仲景治阳明结燥，大便不通，蜜煎导法，诚千古神方也。《药品化工》载蜂蜜采百花之精，味甘主补，滋养五脏，体滑主利，润泽三焦。生用通利大肠，老年便结，更宜服之。《现代实用中药》治疗慢性便秘，以蜂蜜与黑芝麻合用，先将芝麻蒸熟捣如泥，再搅入蜂蜜，用热开水冲化，一日2次分服。

识方心得

芝麻的外膜坚硬，需打碎后有效成分才能被吸收，所以强调打碎，研成细末。用芝麻的另一个要求是反复蒸晒，陶弘景说："服食胡麻（即芝麻），取乌色者，当九蒸九曝，熬捣饵之。断谷，长生，充饥……，蒸不熟，令人发落。"《太平圣惠方》神仙服胡麻法，以水淘去浮者不用，漉干，上甑蒸，令气遍溜出之，曝干，以少许水拌令润，又上甑蒸之气遍，又下，曝干。如此九度后，去黑皮令净，捣罗为末。经过如此精细加工，才有上好的疗效保证。

### 医论及医案

《类证治裁》：印氏，脉细涩，营卫素亏，秋冬背寒胫冷，经事愆期，从未孕育，乃冲、任、督经虚，宿恙延为劳怯重症。近日咳嗽，唾痰多，在夜半及清晨为剧。脾聚宿痰，寐时为呼吸引动，因呛咳不已，先服平嗽煎剂，再订膏方，专理奇脉。川贝、甜杏仁、瓜蒌皮（俱炒研）、茯苓、前胡、橘红、白术、炙甘草、党参、桑白皮（蜜炙）、姜枣煎。三服嗽定，去瓜蒌皮、前胡，加莲子、山药、五味子、枸杞子（俱炒），再服数剂。俟嗽愈，服膏方，补骨脂、枸杞子、沙苑蒺藜、当归、杜仲、菟丝子、核桃肉、芡实（炒）、牛膝（酒蒸）、何首乌（制）、茯神、玉竹同熬，用鹿角胶加倍收膏。日服15g，宿恙渐瘳。

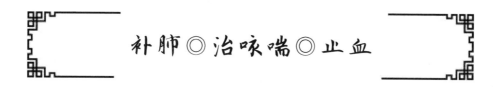

补肺 ◎ 治咳喘 ◎ 止血

## 润肺膏

元代葛可久撰写的《十药神书》中收载了治疗虚劳吐血的经验方，分别以甲、乙、丙、丁等天干次序排列，共十首，对后世治疗肺痨、虚劳影响深远。其中润肺膏一方，组成：羊肺1具，杏仁（净研）30g，柿霜30g，真酥30g，真粉30g，白蜜60g。做法是先将羊肺洗净，次将五味入水搅黏，灌入肺中，白水煮熟，如常服食，前七药相间服之亦佳。功用：主治久嗽肺燥肺痿。诗歌：真粉真酥并柿霜，杏仁净研两平当。蜜加二两调黏用，灌入肺中水煮尝。

### 配方与功效

润肺膏用于痨病后期肺燥津干、气阴两虚之善后，方取"滋润肺金、取金水相生之义"，用羊肺为君，为肺之滋润与修复而设；与杏仁、柿饼、天花粉及白蜜同用，有养阴润肺之用，有助于润肺保健。周扬俊评价其方云："血去则燥，燥则火旺肺枯，欲从肾滋水，而不先滋水之母，有是理乎？然肺为多气少血之脏，故一切血药，概不欲用。以羊肺为主，诸味之润者佐之，人所易能也。若以真粉之甘凉，不独清金，且以培土，人所未知也，此治上损之主剂也。肺热叶焦之痿，饮不解渴之上消，并可仿为此法，可为治损圣手，故叶氏治吐血诸证皆宗之。"方中的真粉，有说是《伤寒论》猪肤汤之白粉；另有一说，即天花粉，主中土，交水火而止烦躁，而且藉土气以生金。

现代润肺膏成品在原方基础上作了较大调整，是以莱阳梨清膏为主，配以党参、川贝母等中药，提取有效成分精制加工而成。功用益气润肺，止咳化痰，主要用于肺虚气弱所致的胸闷不畅、久咳痰嗽、气虚自汗等。

**【组成】**莱阳梨清膏、党参、黄芪（蜜炙）、紫菀（蜜炙）、百部（蜜炙）、川贝母。

**【服法】**一日2次，每次15g，口服或开水冲服。

**【功用】**润肺益气，止咳化痰。用于肺虚气弱，胸闷不畅，久咳痰嗽，气喘自汗等。

梨味甘甜，入肺、胃经，具有润肺生津、补气益胃、止咳平喘、清热化痰的功效，善于治疗咳嗽喘息。党参、黄芪健脾补气，益肺固表，肺顺脾运则痰自化，取其扶正祛邪之意；炙百部甘润苦降，微温不燥，功专润肺止咳，善治久咳虚嗽；炙紫菀长于润肺下气、开郁化痰，能使肺润而不燥，痰消而气顺；川贝性凉，味甘质润，能清热化痰，润肺止咳。诸药合用，共奏润肺益气、化痰止咳之功，使邪祛肺宁，痰消咳止。

**识方心得** 有实验每年从夏至后至立秋前，给予慢性支气管炎患者润肺膏口服治疗，一日2次，每次15g。连续3年观察，发现润肺膏冬病夏治慢性支气管炎有确切疗效。另通过润肺膏对慢性支气管炎、慢性阻塞性肺疾病治疗的观察，发现润肺膏有助于提高支气管炎急性期治疗效果，且可降低其复发率。

## 医论及医案

《曹沧洲医案》：肺为气之主，肾为气之根，肺为贮痰之器，脾为生痰之源。盖脾运稍迟，即易由湿化痰，上输于肺，即有咳逆之患，久则因痰伤气，肺病及肾。今所病并不甚，而伏根不浅，必须纳气立中，以治脾肾之本，下气化痰，以复肺气肃降之常。党参90g，当归45g，雪梨膏（收膏时入）90g，玄参45g，制何首乌120g，海蛤壳（先煎）180g，二仙胶（收膏时入）45g，甘草炭12g，黄芪45g，苏子（盐水炒）45g，枸杞子（盐水焙）60g，冬虫夏草18g，熟地（春砂末9g炒）120g，盐半夏90g，紫石英（煅，先煎）210g，蛤蚧（去头足，秋石水焙，另煎收膏入）1对，白术（枳壳10.5g同炒）60g，川贝母（去心，研末，收膏时入）60g，潼蒺藜（盐水炒）120g，金毛狗脊（去毛炙）120g，浙茯苓120g，海浮石210g，杜仲（盐水炒）90g，陈佛手45g。用长流水浸一宿，翌日滚煎三度，渣去滤清，入雪梨膏、二仙胶、川贝末搅和，再入蛤蚧汤，徐徐收膏。每早服半匙渐加至一匙，如有感冒须暂停之。

笔者治疗肺系疾患，常选用《十药神书》润肺膏与现代润肺膏中的药物，加用胶类药调养补益。嘉兴吴先生，69岁，高血压服药中，慢性支气管炎继发肺部感染，慢性阻塞性肺气肿，经治症情稳定，神疲气短，多恶风寒，喉间有痰，口咽干燥，大便干涩。苔薄腻，舌暗红，脉弦细。拟补肺益气，养阴化痰。处方：移山参（另煎）50g，北沙参150g，炙黄芪250g，茯苓200g，生白术200g，陈皮120g，杏仁120g，浙贝母150g，川贝粉（收膏时搅入）60g，地龙120g，枸杞子250g，天花粉200g，白及90g，炙百部120g，炙紫菀120g，炙冬花120g，核桃肉250g，灵芝孢子粉（收膏时搅入）45g，龟甲胶150g，鹿角胶200g，冰糖200g。

## 玄霜雪梨膏

明·吴正伦（1529—1568）的《养生类要》中载有玄霜膏。吴氏幼年丧父，家贫而笃学不倦，后游医至山东、北京等地。明神宗幼年病、穆宗贵妃病，均由其治愈，曾获穆宗嘉奖，名噪一时。《养生类要》是一部涉及养生、药物学及内、外、妇、儿科疾病的经验方书。其内容简明扼要，涉及面广，有较高的实用价值。其书称玄霜膏治吐血虚嗽神效。用药有乌梅、生姜汁、萝卜汁、梨汁、柿霜、款冬花、紫菀、茯苓、人乳、白糖、蜜糖等。

### 配方与功效

《万病回春》《杂病源流犀烛》《类证治裁》《全国中药成药处方集》等书中命名其为元霜雪梨膏，又叫玄霜紫雪膏，在吴氏方的基础上，突出了雪梨的作用。

【组成】雪梨60个，酸者不用，去心皮，取汁30盅；藕汁10盅；新鲜生地黄，捣取汁，10盅；麦冬捣烂，煎汁，5盅；萝卜汁5盅；白茅根汁10盅。

【做法】上药，再重滤去渣，将清汁再入火煎炼，加蜜500g、饴糖250g、柿霜250g、生姜汁1盏，入火再熬如稀糊，则成膏。

【服法】如血不止，咳嗽，加侧柏叶捣汁1盅、韭白汁半盅、茜根汁半盅，俱去渣，入煎汁内，煎成膏服之。

【功用】生津止渴，消痰止嗽，清血归经，滋润肺燥，清泄胃热。治肺燥津伤，咳嗽，咯血，吐血，及劳心动火，劳嗽久不愈，口津干，能食，脉洪数；吐血咳痰，肺痿干咳，便秘便血，赤淋溺血。

玄霜膏和元霜雪梨膏两方都用了生姜、萝卜、梨、柿霜、白糖、蜂蜜。区别在于，前者用了乌梅、款冬花、紫菀、茯苓、人乳，重在补肺润燥，祛痰止嗽；后者用了藕、生地、麦冬、白茅根，兼能清胃，止血作用更胜一筹。

同是治虚证咳嗽，《红炉点雪》的润华膏与玄霜膏、元霜雪梨膏有异曲同工之妙，笔者膏方临床多三方酌情参合使用。润华膏虽以膏命名，实是丸药，主治一切痨嗽，肺痿喘急。组方用人参60g，麦门冬60g，阿胶60g，款冬花60g，五味子60g，紫苏60g，贝母60g，杏仁60g，白矾120g，百药煎120g，炙粟壳120g，乌梅120g，诃子120g，桔梗75g，炼蜜为丸服用。方中人参、麦门冬、阿胶益气养血；款冬花、紫苏、贝母、杏仁化痰止咳下气；白矾酸涩性寒，主收敛，止血，止泻，化痰；五味子、粟壳、乌梅、诃子敛肺气。

本方功能重在生津润燥，故凡气有郁者、痰甚者，宜行气、祛痰湿为先。《沈氏医案》载："受病之源，得之恼怒郁结，以致肝火升腾，上干肺金而咳嗽。肝为藏血之脏，因咳极致血，血随火升之故，热极觉有腥秽之气。而肺金痿之病，自春至秋，金得令，肝木受伤，吐血复作，连日气逆于上，胸膈不舒。治血必先理气，气降则血自归经，俟胸膈宽畅之后，再议滋阴，此先后缓急之法也。脉息左手带弦，此肝火妄动也。右手滑大，关部尤甚，此胃中痰瘀纠结之象也。理宜豁痰降气消瘀之药，先疏其胸膈之滞，然后以清肺滋阴之药，仍兼消痰以治其本，庶可渐奏效。"苏子、杏仁、郁金、丹皮、瓜蒌、桃仁、枳壳、川贝、陈皮、黄芩、山栀，加白茅根。胸膈宽舒气平后服方：生地、白芍、丹皮、麦冬、川贝、瓜蒌霜、黄芩、陈皮、茯苓、北沙参，加白茅根。膏方用药：生地、丹皮、麦冬、地骨皮、川贝、瓜蒌仁、白芍、天冬、梨汁、藕汁、茅根汁。

## 医论及医案

《慈禧光绪医方选议》载有加竹沥梨膏。案载：光绪年二月二十六日，加竹沥梨膏：黄梨100个，鲜竹叶100片，鲜芦根30支，老树橘红20片，荸荠50个（浓汁）。陈可冀等评议：本方除用黄梨、荸荠养阴生津、润肺止嗽外，加入竹叶、芦根、橘红以清热化痰，作膏调服，对阴阳虚劳嗽者，颇合适。据方名，本膏应有竹沥一药，合而有润肺、化痰、止咳之效，适宜于治疗阴虚咳嗽，少痰，入暮咳甚，口干咽燥，舌红少苔。对于肺结核、慢性支气管炎、咽喉炎等辨证属阴虚燥热者，有较好疗效。秋冬之季，气候干燥，人体呼吸道不适，易患咳嗽，用本膏保健最佳。

笔者治庞女，49岁。两年前肺癌手术治疗后，经过化疗，消瘦，神疲，易感冒，恶风，易汗出，睡眠不实，多烦热，气短，咳逆，干咳少痰，口咽干燥，便秘，苔薄腻，舌暗红，脉弦细数。拟补肺益气，养阴润燥，清利咽喉。处方：红芪200g，北沙参150g，麦冬120g，山药200g，茯苓250g，生白术150g，炒陈皮120g，生地200g，制黄精200g，防风120g，浙贝母150g，川贝粉50g，五味子90g，炙紫菀120g，炙款冬花120g，乌梅150g，灵芝300g，山海螺250g，仙鹤草200g，红枣200g，阿胶200g，龟甲胶200g，蜂蜜250g。

## 百花膏

笔者参加修订的《重订严氏济生方》一书，载有百花膏一方，用于治疗喘嗽不已或痰中带血。《济生方》为宋代严用和撰写，共10卷，论治70篇，医方400首。咸淳三年（1267）严氏又写成《济生续方》，收前书未备之医论24篇，方剂90首。二书均散佚，清纪晓岚从《永乐大典》中辑出，形成8卷本《济生方》，有医论56篇，收录方剂240余首，内容或缺论，或缺方，或少药，或论不对题，残缺较甚。1979年，浙江省中医药研究所等，根据《医方类聚》《普济方》等多种医书，参照日刊本《济生方》《济生续方》等重新整理，形成辑复本，名《重订严氏济生方》，收录医论85篇，医方520首。

### 配方与功效

据考证，《济生方》为严氏多年心得，他广采古人可用之方，兼收已验之效方，采录汉、唐、宋以来诸家名方及民间验方，尤重《和剂局方》《三因极一病证方》二书方论，并加有自己创制的新方，撰成此书。严氏用方讲究刚柔相济，佐使合宜，用药平正稳妥，颇受后世医家推崇。

百花膏是丸药剂型，据载：款冬花、百合（蒸，焙）各等分，为细末，炼蜜为丸，如龙眼大，每服1丸，食后、临卧细嚼，姜汁咽下或噙化。近人将该方研发成国药准字号的膏方剂型。功能润肺止咳，用于咳嗽痰少，津少咽干。丁光迪教授在传统方的基础上，加用凤凰衣、麻黄，拟制成百花膏膏剂。

【组成】凤凰衣（微炒）30个，麻黄30g，款冬花50g，百合50g。

【做法】上药先浸一宿，文火煎熬2遍，滤出澄清，加入炼蜜60g，鲜生姜汁1匙，收成清膏约500g。

【服法】分作一周服，一日2~3次，每次1匙，开水调服。如兼有咽炎的，加鲜青果4粒，或用藏青果3g，击破，再加白萝卜汁1杯冲服。

丁氏百花膏的功用在于宣肺止咳，顺气平喘。主治小儿咳嗽，时常发作，咽中气塞，咳甚喘急，痰不多，咯不出。丁光迪治陈儿，9岁。咳喘病两年，发作多在春秋季节，暴凉劳累即病，发过后又如常人，但易感冒。用百花膏，首服即见效。父母爱护，常为其准备，微感不适即服，以后很少反复。并为转相介绍，服之亦多有效。

　　小儿咳喘与一般的咳嗽证候不同，每每是先作咳而后喘，骤然发病，来势凶猛。但治疗得法，痰爽气通，咳喘又能迅速好转。方中麻黄、款冬花宣肺理气，止咳平喘；凤凰衣即鸡蛋壳内白膜，能治久咳气结反复发作；百合能益肺胃，治咳嗽；姜蜜辛通润降，宣和肺气，清利咽喉。合而用之，益气祛邪，平淡轻灵，每能见效。要注意的是，小儿咳喘反复发作，能成为顽固之疾，影响发育。但当慎用补药，以免补之痰气更阻，发病更剧。

　　《是斋百一选方》载有百花膏同名方，原料：熟干地黄30g，生干地黄30g，当归30g，川芎30g，白芍30g，人参30g，藕汁1盏，生姜汁1盏，蜂蜜1盏。做法：上药加工成粉末，将藕汁、生姜汁、蜂蜜同煎数沸，令香熟，入药调成膏，用砂器盛贮。一日2次，每次1匙，用灯心、大枣汤化下。主治妇人因失血后气弱，或产后虚赢。

## 医论及医案

　　《寿世保元》载有如神宁嗽膏，治阴虚火动、吐血咯血、咳嗽痰涎喘急，谓能大敛肺气、止咳化痰，是定喘之圣药。用到了款冬花和百合等。处方：天冬（去心）240g，杏仁（泡去皮尖）120g，贝母（去心）120g，百部120g，百合120g，款冬花150g，紫菀90g。以上俱为细末，长流水煎3次。入饴糖240g，蜜500g，再熬；又入阿胶120g，白茯苓（水飞，去筋膜，晒干）120g，调匀如糊成膏。每服3~5匙。

　　《张聿青医案》：鲍，男，自幼即有哮咳，都由风寒袭肺，痰滞于肺络之中，所以隐之而数年若瘳，发之而累年不愈。今则日以益剧，每于醋睡之中，突然呛咳，由此而痦，痦而频咳，其咯吐之痰却不甚多。夫所谓袭肺之邪者，风与寒之类也。痰者，有质而胶黏之物也。累年而咳不止，若积痰为患，何以交睫而痰生，白昼之时痰独何往哉。则知阳入于阴则卧，阴出之阳则瘖，久咳损肺，病则不能生水，水亏不能含阳，致阳气欲收反逆，逆射太阴，实有损乎本元之地矣。拟育阴以配其阳，使肺金无所凌犯，冀其降令得行耳。南沙参120g，炒麦冬45g，茯苓120g，海蛤壳150g，川贝母60g，炙款冬花30g，炙橘红30g，玉竹90g，炙紫菀60g，甜杏仁150g，代赭石120g，川石斛90g，牛膝60g，苏子150g，炙百部100g，荸荠汁1000g，白蜜60g。原方要求：南沙参炒黄，麦冬炒松，玉竹炒香，款冬花、橘红、紫菀、百部用蜜炙；甜杏仁、苏子去皮尖，水浸，绞汁冲入。熬膏做法：诸药共煎浓汁，用荸荠汁、蜂蜜收膏。

《龙砂八家医案》戚云门先生方案：左脉细弦，右寸关短滑，睾丸漏疝有年，腰脊牵引酸痛，肾精肝血，已自内损。今食减咳逆多痰，脾肺之阳亦亏，先崇土固金，后用补益下焦之法。煎方：人参、茯神、酸枣仁、麦冬、北沙参、芡实、枸杞子、百合、枇杷叶。晚服百花琼玉膏，处方：生地、枸杞子、麦冬、百合、阿胶、款冬花，熬膏，滤清，入人参末、茯苓末、琥珀末、沉香末，同炼蜜收贮磁器，用绵纸箬叶封固，隔汤煮一昼夜，再用冷水浸一宿，开水化服。

## 慢性咳喘膏

百岁老中医钟一棠创有慢性咳喘膏，用于慢性支气管炎、支气管哮喘缓解期偶有咳嗽或气喘，动则更甚，或平时无明显症状但时时发作者。

### 配方与功效

钟老认为，慢性咳喘病人因长期咳嗽，伤肺之气阴，久病迁延不愈，由肺及肾，而致肾之真元损伤。治法在于益肺气、养肺阴、补肾阴，用南沙参、北沙参、党参、瓜蒌皮、款冬花、杏仁、紫菀益肺气，养肺阴，润肺止咳；煅牡蛎、炙五味子敛肺气；覆盆子、巴戟肉、甜苁蓉、菟丝子补肾助阳；鹅管石温肺化痰；用猪肺取"以肺补肺"之功。诸药加冰糖共熬成膏服用。

【组成】南沙参20g，北沙参20g，党参25g，瓜蒌皮15g，紫菀15g，款冬花10g，杏仁15g，煅牡蛎15g，炙五味子10g，鹅管石10g，覆盆子15g，甜苁蓉20g，巴戟肉15g，菟丝子15g，猪肺1具，冰糖500g。

【做法】将猪肺洗净，放锅中，加水煮熟，捞出猪肺不用，待汁水冷却后，将其他药物放入，煎30分钟，取药汁，再加水煎一汁。然后，将两次药汁混合，用纱布过滤，再加冰糖，边煎边搅拌，待药汁成黏液状为止。

【服法】一日2~3次，每次1匙，饭前或饭后均可，用开水冲服。

识方心得

　　膏方一般用于各种慢性疾病经治疗病情稳定后。一料膏方的用药会比平时汤剂用药节省得多。笔者在调治慢性支气管炎、支气管哮喘缓解期时，多借鉴本膏方，不用猪肺，让患者另行食用。同时视患者胖瘦减冰糖用量或去之不用，配用紫河车、枸杞子、黄肉、核桃肉、灵芝孢子粉补益肺肾，山药、陈皮、姜半夏、砂仁健脾益胃，用龟甲胶、鹿角胶收膏，使补益之力提升，补养之功加强。

### 医论及医案

　　《太平圣惠方》紫菀煎，治久咳嗽上气，涕唾稠黏，头面虚肿。虽以煎命名，实是膏方制剂。组方用：紫菀（去苗、土）90g，阿胶（捣碎，炒令黄燥）90g，射干90g，细辛30g，干姜（炮裂，剉）30g，竹沥1盏，芫花根（去土）15g，桑根白皮（剉）90g，款冬花30g，附子（炮裂，去皮、脐）30g，甘草（炙微赤，剉）30g，白蜜1盏。做法：上药捣筛为散，先以水2斗，于银锅中，煎至1斗，去渣，入蜜及竹沥，以慢火熬成膏。每服，以温粥饮调下半匙，日三四服。久咳嗽上气者，由肺气虚极，风邪停滞，故其病积月累年，久不得瘥，则胸背痛，面肿而上气。方用紫菀、射干、竹沥、冬花、桑白皮化痰止咳平喘，阿胶养血润燥，细辛、干姜、附子温化肾气而平喘，合而主治咳嗽上气，涕唾稠黏，头面虚肿。

　　《丁甘仁医案》：张先生，每冬必咳，气急不平，天暖则轻，遇寒则甚，此阳虚留饮为患也。阳为天道，阴为地道，人生贱阴而贵阳。经云：阳气者，若天与日，失其所则折寿而不彰。素体阳虚，脾肾两病，肾虚水泛，脾虚湿聚，水湿停留，积生痰饮，年深不化，盘踞成窠，阻塞气机，据为山险。上碍肺金右降之路，下启冲气上逆之机，不降不纳，遂为气急。饮为阴邪，遇寒则阴从阳属，虎借风威，遇暖则阴弱阳强，邪势渐杀矣。痰饮生源于土湿，土湿本源于水寒，欲化其痰，先燥土湿，欲燥土湿，先温水寒，书所谓外饮治脾，内饮治肾也。肺主气，胃为化气之源，肾为纳气之窟。肺之不降，责之肾纳，肾之不纳，责之火衰。欲降其肺，先和其胃，欲纳其肾，先温其阳，书所谓上喘治肺，下喘治肾是也。证属阳虚，药宜温补。今拟温肾纳气，温肾则所以强脾，和胃降逆，和胃功兼肃肺。但得土温水暖，饮无由生，胃降金清，气当不逆，气平饮化，咳自愈矣。证涉根本，药非一蹴能治，仿前贤方乃三思而定，略述病由，以便裁夺。别直参90g，茯苓120g，白术90g，清炙黄芪90g，清炙甘草24g，炙远志30g，熟地120g，桂枝18g，五味子（淡干姜12g同捣）24g，熟附片30g，川贝母90g，甜杏仁90g，蛤蚧尾（酒洗）5对，砂仁末24g，神曲90g，陈皮30g，仙半夏90g，旋覆花（包煎）45g，代赭石120g，补骨脂（核桃肉20枚拌炒）60g，炙苏子60g，淮山药90g，山萸肉90g，泽泻45g，杜仲90g，川断肉90g，枸杞子90g。上药煎4次，取极浓汁，加鹿角胶120g，龟甲胶120g，均用陈酒炖烊，白冰糖250g，溶化收膏。每早服9g，临卧时服9g，均用开水冲服。如遇伤风停滞等，暂缓再服可也。

钟老治陈某，男，68岁。1987年10月21日初诊。慢性咳嗽、咳痰十余年，每于冬春之季发作，曾在多家医院就诊，诊断为慢性支气管炎、肺气肿。服用多种中、西药物，仍反复发作，甚为痛苦。近自觉症状尚可，偶有咳嗽，痰少，但气喘时作，动则更甚，伴有腰酸，夜尿多。苔薄白，舌淡红，脉沉细。辨证为肺肾两虚，制慢性咳喘膏连服4个月，其中有半个月因轻微咳喘发作而停服。两年后又于10月初起连服两个月。1991年随访，自觉症状良好。

## 加味清宁膏

李士材论虚劳，谓脾喜温燥，清肺则碍脾。少泄多，虽喘嗽不宁，但以补脾为要，清润之品，所宜斟酌。以脾有生肺之能，肺无扶脾之力，故制清宁膏一方而兼补脾阴，其方用药玉竹、橘红、百合、贝母、甘草、桔梗、龙眼肉、薏苡仁、麦冬、石斛、生地、白术等。

### 配方与功效

何炫赞誉李氏之论，称润肺不碍脾，补脾不碍肺，以肺属金而法天，脾属土而法地，对原方用药作了调整，组成加味清宁膏。

【组成】生地（酒拌略蒸）120g，麦冬120g，百合（晒干）120g，桑白皮（蜜炙）90g，山药（蒸熟）180g，以上三味研细入膏；桔梗30g，枇杷叶（蜜炙）240g，橘红30g，薏苡仁（炒，泄泻加120g）240g，茯苓60g，白芍（酒炒）90g，炙甘草30g，龙眼肉120g，大枣180g。

【做法】上16味煎成膏，加饴糖500g，白蜜500g，俱煎极熟收之，俟冷入薄荷、贝母、山药末拌匀，时回生之属。

【功用】补阴清肺，益脾降气，消痰之剂。主治阴虚咳嗽，或多痰，或干咳，或痰血红，或纯血。

古方治虚劳干咳琼玉膏，用药有生地、茯苓、人参、白蜜等。何氏认为，琼玉膏虽以滋阴药为君，但人参为肺热证所忌，当斟酌用之。他援引医家方论，强调养阴清肺以治劳损。指出，沈氏谓虚劳咳嗽，皆由阴虚阳盛，气为阳，气有余便是火。火性上炎，势必刑金。肝木挟心相二火上逆，反侮肺金，故咳嗽无度，至于黄昏肺气不能归纳肾间，夜咳愈甚，但肺为娇脏，咳伤肺膜，则痰中见血，火蒸精液，化为痰涎，痰火交结，咳逆无休，肺阴日衰，以致音哑声嘶，则不治矣。故初病之时，急宜降气消痰，调养脾胃，以生营卫，清润肺金，以生肾水，俾心火有制，不刑于肺，金水相生，阴火退伏，而咳自宁矣。其论也正说明了加味清宁膏的制方用意和适应病症。

识方心得

"清宁"，是脾肺兼理，取天清地宁之义。本膏方治疗虚劳不足，脾、肺、肾俱虚，不可寒凉又不可温燥的病症。如病人胸膈不宽，食少作胀，减去生地；如咳痰不清，嗽甚见血，减去白术。其方润肺不伤脾，补脾不碍肺，凡痨嗽吐血极效。

## 医论及医案

秦伯未治案：患者形体消瘦，精神委顿，懒于言语，面色青黑，眼睑、颊部、颈项部皆肿胀，肿处皮肤不变色，胸部常有压迫感，动则气喘、咳嗽，痰量不多，鼻涕及痰液中常有血丝，口干舌燥，纳食无味，心慌、心悸，夜寐多梦，大便无论干稀均感排出困难。脉沉细弱，舌光绛无苔。经某医院确诊为肺癌，化疗后白细胞下降。立法扶正祛邪。组成：熟地（用缩砂仁24g拌）90g，清炙黄芪90g，百合90g，茯苓90g，怀山药90g，生薏苡仁90g，紫河车60g，南沙参60g，北沙参60g，天冬60g，麦冬60g，五味子60g，浙贝60g，仙鹤草60g，旱莲草60g，牡蛎60g，玄参60g，橘白30g，橘络30g，炙僵蚕30g，冬虫夏草（另煎）60g，西洋参（另煎）30g，别直参（另煎）30g，阿胶60g，鹿角胶60g，鳖甲胶60g，冰糖240g。做法：上药浸透，浓煎2次，滤汁去渣，再加胶类药、冰糖，文火收膏。

颜德馨治案：某，咳喘十载，肺肾两亏，气液俱耗，病缠已久。动则气上，口干痰稠，腰酸形瘦，夜则盗汗。舌质红，脉小数。正虚而邪实，值冬躲及时调补，当为肺肾两顾，化痰祛瘀，订健康长寿之计。组成：鲜芦根300g，熟地240g，南沙参150g，北沙参150g，天冬150g，麦冬150g，生地150g，山药150g，百合150g，天花粉150g，丹参150g，西洋参（另煎）90g，五味子90g，萸肉90g，茯苓90g，丹皮90g，泽泻90g，川石斛90g，玉竹90g，功劳叶90g，炙远志90g，杏仁90g，桃仁90g，苍术90g，制半夏90g，桑白皮90g，枳壳90g，地龙90g，当归90g，赤芍90g，生蒲黄90g，陈皮60g，川贝母60g，桔梗60g，紫河车60g，苏木45g，甘草45g，龟甲胶90g，阿胶90g，冰糖500g。做法：上药加水煎取浓汁，连煎2次，过滤取汁；西洋参另煎取汁；龟甲胶、阿胶、冰糖加水煮烊。各药同放锅中，用小火熬煮，至膏稠住火，放凉后装瓶。一日1次，每次1匙，于晨起空腹时，用沸水冲化服下。

## 敛肺止血膏

敛肺止血膏是已故名医业师潘澄濂拟制的治疗支气管扩张咯血的膏方。支气管扩张症临床以咳嗽、反复咯血为主要表现。其病理多为肺功能损伤，伤及血络，且因病情缠绵，致气血阴精内耗，脾肾亏虚。潘师曾指出，嗜饮醇酒，饮食辛辣，痰热内生；郁怒伤肝，木火刑金；久咳肺脾俱亏，气不摄血；肾阴亏损，虚火上炎，都会引起肺络损伤，出现咯血。基于《黄帝内经》"散者收之""衰者补之"及咯血关乎肺脾肾的认识，潘师融合旋覆代赭汤、百合固金汤、补肺阿胶汤、丹溪咳血方，拟制了本膏方。

## 配方与功效

肺为娇脏，久咳不止，肺气不敛，伤及血络，常使气血受伤，阴精内耗。张景岳说咳嗽咯唾血证，无不关乎肾，水亏则火盛，火盛则刑金，金病则肺燥，肺燥则络伤而咳血，液涸而成痰，故标在肺，本在肾。敛肺止血膏取金水相生之意，多方合用，以党参、生地、麦冬、五味子益气滋阴，为全方之基础；配以百合、诃子、川贝、炙马兜铃、黛蛤散敛肺清金；阿胶、花蕊石、三七止血消瘀；旋覆花、半夏、陈皮、甘草降逆和胃；更以巴戟肉补肾固本，旺盛生化之源，修补损伤组织，冀起舟楫的作用。诸药合用，益气养阴，肃肺和胃，益肾固本，清金止血，而成良好的咳血治疗方剂。

【组成】党参90g，百合120g，生地120g，诃子肉90g，黛蛤散120g，花蕊石120g，旋覆花90g，竹沥半夏60g，炙马兜铃60g，麦冬90g，五味子30g，巴戟肉90g，陈皮45g，炙甘草45g，阿胶150g，三七粉24g，川贝粉45g，冰糖250g。

【加减】脾胃虚弱加用白术、怀山药；服用后痰中仍带血，加用茜草、藕节、仙鹤草；气急，去花蕊石，加海浮石、苏子；腰背痛，加杜仲、川断；肺结核咯血，加用炙百部。

【做法】熬制前，先加足量水将所用药物浸透，然后浓煎2次，滤去渣，取汁浓缩，加阿胶、三七粉、川贝粉、冰糖收膏。熬好的膏用洁净瓷罐盛贮，置放阴凉处，或用冰箱冷藏。

【服法】一日2次，早、晚各1次，用洁净羹匙取膏，于食后用开水冲化服下。

识方心得

对于支气管扩张咯血的治疗，中医一般用汤剂长期给药，患者往往感到厌烦。本方采用膏滋制剂，使患者不受煎药之累，且服用便利。每料膏剂可服用一个月左右，节约了药材。一般3个月为一个疗程，病情较重者，继续服用一个疗程。又，马兜铃有一定毒性，会对肾造成损害，现多不用。

### 医论及医案

秦伯未疗邹先生咯血，重视益肺固金，滋肾平肝。案载：六年前得咯血症，迩因醉酒劳力后感邪，咳呛又起，痰中带血，或点或丝，胸满气短，头胀且重，脉濡滑数，舌红苔少，投清气宁络之剂，诸症即告平静。肺为娇脏，不耐邪侵，阴分亏耗，痰热蕴肺，清肃失司，治节无权，势必旧创复发，为拟益肺固金、清热化痰，佐以滋肾平肝，使子母得生养之助，拟膏俾可长期调理。西洋参（另煎汁冲入收膏）30g，人参须（另煎汁冲）30g，北沙参（元米炒）45g，黄芪（水炙）90g，白术45g，怀山药90g，细生地90g，麦冬（去心）45g，煅石决明120g，杭白菊45g，玉竹45g，炒黄芩45g，玄参45g，甜杏仁（去皮尖）90g，川贝母60g，竹沥半夏45g，海蛤壳120g，橘络30g，橘白30g，连翘90g，侧柏炭45g，藕节90g，生薏苡仁90g，血燕根90g，抱茯神90g。上味浓煎2次，滤汁，去渣，再加阿胶250g，枇杷叶膏250g，冰糖250g，文火收膏。

笔者治许男，42岁。慢性支气管炎多年，去年及今年10月先后两次支气管扩张咯血，现仍多烦热盗汗，胸闷气短，时有咳嗽，喉间有痰，有时痰中带血，口干，易感冒，苔薄腻质干，舌暗红，脉细数。拟补肺益气，健脾培土，以敛肺止血汤加减。组成：蛤蚧（另煎）2对，山药250g，仙鹤草250g，紫河车（另煎）150g，生晒参（另煎）150g，炙黄芪150g，百合150g，茯神150g，白芍150g，生地150g，北沙参150g，地骨皮150g，桑白皮150g，白术120g，萸肉120g，巴戟肉120g，天冬120g，麦冬120g，黛蛤散（包煎）120g，防风100g，炙远志100g，厚朴花100g，竹沥半夏100g，陈皮60g，炙甘草60g，五味子60g，三七粉（收膏）30g，川贝粉（收膏）30g，核桃肉（捣烂）250g，阿胶200g，鹿角胶200g，冰糖250g。

又，戴女，62岁。12年前患支气管扩张，咳嗽多致咯血，遇劳即多反复。2014年1月初，感冒咳嗽后咯血，且反复缠绵，于3月6日求诊。分析病症，患者患病多年，本次发作历时两月，病势趋缓，咯血量少，神疲乏力，胸闷气短，腰膝酸软，苔薄舌嫩红，脉细带数，肺脾肾虚损表现突出。缓则治其本，治疗重在补肺养阴，滋益脾肾。余吸收潘师治疗经验，组方重在滋养补益。用药：北沙参、百合、诃子、姜半夏、麦冬、五味子、生地、巴戟肉、阿胶、川贝、炙甘草等。先以汤剂调治2周，继以原方出入，改用膏方。2015年初，戴女士前来索要膏方，告知去年服用后，身体状况得到改善，咯血未再发作，往年多发的感冒也未再发生。

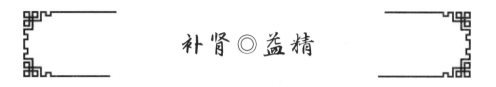

# 补肾◎益精

## 补肾益精膏

肾为先天之本，主藏精，其功能的强弱决定着人体生长发育的迟速、脏腑功能的盛衰。

通过补肾可以治疗肾虚所致小儿五软五迟、老人发脱齿摇，以及青壮年阳痿早泄或经闭不孕等，还可以增强人体抵抗力，防止疾病的发生，延缓衰老。

肾虚又有肾阴虚和肾阳虚的不同。阳虚则寒，表现为腰膝酸痛，或腰背冷痛，畏寒肢冷，尤以下肢为甚；头目眩晕，精神萎靡；面色白或黧黑；舌淡胖苔白，脉沉弱；男性易阳痿早泄，妇女易宫寒不孕；或大便久泄不止，完谷不化，五更泄泻；或浮肿，腰以下为甚，按之凹陷不起；甚则腹部胀痛，心悸咳喘，治在温补肾阳。阴虚则热，表现为腰膝酸软，两腿无力；眩晕耳鸣，脱发齿松；盗汗失眠，梦呓磨牙；口干；男子阳强易举或阳痿、早泄、遗精，妇女经少经闭，或见崩漏；形体消瘦，潮热盗汗，五心烦热，咽干颧红，溲黄便干；舌红少津，脉细数，治在滋肾养阴。

### 配方与功效

肾阴肾阳的根本是肾精，一般阴阳偏衰不明显者，多从补益肾精论治。肾精亏虚多导致小儿生长发育迟缓，成人生殖功能减退、早衰、耳鸣、脱发、牙齿松动、健忘等。肾精不足的原因有禀赋薄弱、先天不足，早婚多育，房室不节，劳欲伤肾；或年高体弱，久病失养等。治法是补肾填精。常用药物有熟地、山药、山茱萸、枸杞子、菟丝子、肉苁蓉、核桃肉、鹿角胶、龟甲胶等。以这些药物为主，可以组成不同的补肾膏方。《贵州草药》补肾膏由核桃肉、五味子、蜂蜜组成，治疗肾虚耳鸣、遗精。《景岳全书》两仪膏由人参、熟地组成，用于补益精气。《中华人民共和国药典》载有添精补肾膏，用药鹿角胶、肉苁蓉、巴戟肉、锁阳、杜仲、淫羊藿、党参、炙黄芪、熟地黄、当归、枸杞子、制远志、狗脊、龟甲胶、茯苓、酒肉苁蓉等，功用温肾助阳、补益精血。笔者综合三方用药，拟制了补肾益精膏。

【组成】熟地黄、当归、生晒参、炙黄芪、枸杞子、五味子、肉苁蓉、巴戟肉、杜仲、鹿角胶、龟甲胶、核桃肉、蜂蜜。

【服法】一日2次，每次1匙，于早晚空腹时服用。

**识方心得**

本方用药，人参、熟地，即张景岳推崇的两仪膏。熟地性平，气味纯净，能补五脏之真阴。气主阳而动，血主阴而静，补气以人参为主，补血以熟地为主。人参、熟地，气血之必不可无，诸经之阳气虚者非人参不可，诸经之阴血虚者非熟地不可。诸真阴亏损者，重推熟地；真阳亏虚，重推人参。方中枸杞子、人参、鹿角胶、龟甲胶同用，即龟鹿二仙之意。鹿角胶补肾阳，生精血；龟甲胶滋阴潜阳，补养阴血。鹿、龟属异类有情之物，与人有同气相求之妙，善补气血，壮阴阳。人参大补元气而生津，善于固气，枸杞子益精生血，善于滋阴。当归加强补血之功，黄芪更助人参补气，肉苁蓉、巴戟肉、杜仲、核桃肉，于补肾益精大有裨益。诸药合用，补益功著，用于肾精亏虚、气血不足、腰膝酸软、精神萎靡、眩晕耳鸣、健忘失眠等。

### 医论及医案

叶熙春治沪江男，83岁。年近期颐，尚无衰容，步健纳旺，犹似壮年，此禀赋之独厚也。惟命火式微，阳不胜阴，火不敌水，水谷所入大半化痰成饮。痰从脾阳不运而生，饮由肾寒水冷而成。饮痰充斥，淹蔽阳光，在夏秋尚可，交冬而阳不外卫，触冒风寒，引动痰饮，咳嗽气急，每交深宵子后而甚，寅卯三阳升而尤剧，肾气不敛，小便频促，阳不充盛，不能温皮毫，暖肌肤，跗冷过膝，臂冷及肘。按脉两尺充实，惟右关缓，主脾虚，左关滑，主有痰，滋补之中，当寓潜消阴饮之法。熟地120g，枸杞子90g，肉苁蓉90g，巴戟肉60g，盐水炒菟丝子90g，茯苓90g，怀山药90g，炒益智仁60g，海蛤壳120g，制附片90g，姜半夏60g，旋覆花90g，桂枝45g，炒白芍60g，当归90g，白术60g，沉香30g，米炒党参90g，炒玉竹90g，锁阳60g，沙苑蒺藜90g，盐水炒杜仲90g，制续断60g，代赭石120g，炮姜30g，拌炒五味子45g，细辛24g，蜜炙紫菀60g，覆盆子90g，川断60g，陈皮45g，海藻120g，红枣120g，龙眼肉120g，莲子120g，阿胶60g，霞天胶60g，冰糖480g。

史沛堂治方男，60岁。《内经》云：肾者作强之官，伎巧出焉。肾为人身之要本，内贮阴阳，木得之而涵养，土得之而温煦，故肝脾赖以调和。惟肾虚则肝失滋养而木旺，脾少温煦而不健，水谷为痰为饮，犯肺则咳嗽频作。前用补肾柔肝，健脾化饮法有效，兹诊两脉均缓，右手稍大，再依原剂改汤为膏，得以常服为善。砂仁捣熟地120g，制萸肉60g，怀山药60g，茯苓120g，枸杞子60g，淡苁蓉90g，潼蒺藜90g，炒杜仲90g，川断90g，清炙黄芪90g，上潞参90g，土炒白术60g，炒白芍45g，清炙甘草15g，半夏60g，款冬花60g，陈皮45g，鹿角胶30g，龟甲胶120，冰糖540g。

盛增秀治葛女，74岁。案述：肾主骨，脾为气血生化之源，患者年逾古稀，肾精亏虚，是以主骨无权，既往曾患颈椎病、腰椎间盘突出、膝关节骨性关节炎，经检查骨质疏松。现偶有小便失禁，肾司二便不固故也。面色欠华，脉来弦细，舌质淡红苔薄。治当补益肾精，滋养气血。时值冬令封藏季节，最宜进补，拟用膏方缓图，方用参芪地黄汤合十全大补汤化裁。黄芪300g，生晒参150g，生地250g，熟地250g，当归250g，怀山药300g，萸肉250g，泽泻200g，丹皮150g，茯苓300g，天冬250g，麦冬250g，杜仲250g，续断250g，金毛狗脊250g，炒白芍250g，茯神250g，肉桂50g，炒白术300g，川芎200g，铁皮石斛100g，炙甘草250g，红枣250g，阿胶250g，冰糖250g，黄酒250ml。每晨服一羹匙，温开水化服。一年后二诊，述去冬进膏方滋补后感觉良好，无明显不适，要求再吃膏方。时值冬令，再拟补养膏方一料。

## 海参膏

海参用作中药有补肾益精、养血润燥之功效，适宜于治疗精血亏损、虚弱劳怯、阳痿、梦遗、小便频数、肠燥便艰等。历代本草对海参的补益作用评价颇高，《本草从新》说其补肾益精，壮阳疗痿。《食物宜忌》言其补肾经，益精髓，消痰涎，摄小便，壮阳疗痿，杀疮虫。施今墨补益方推荐用药，就包括了海参。

**配方与功效**

《丸散膏丹集成》收录海参膏，以海参作为主药，并以之命名，用于治疗肾亏腰痛、梦遗、泄精。

【组成】海参、羊肾、核桃肉、猪脊髓、杜仲、菟丝子、当归、巴戟肉、怀牛膝、补骨脂、炙龟板、鹿角胶、枸杞子、赤砂糖。

【服法】一日2次，每取1匙，滚开水化开食用。

海参，温病医家多用作补肾填精。如《临证指南医案》载，沈，阴虚阳升，气不摄纳。熟地、萸肉、五味子、海参胶、淡菜胶、茯神、山药、芡实、莲肉、核桃肉。《温病条辨》载专翕大生膏，以海参与鲍鱼、阿胶、龟甲胶、鳖甲胶、牡蛎、猪骨髓等配伍，主治燥久伤及肝肾之阴，上盛下虚，昼凉在热，干咳，或不咳，甚则痉厥者。

识方心得

本膏方海参与羊肾、巴戟肉等配合，功能温阳补虚，对于肾精亏虚、耳鸣健忘、腰膝酸软、遗精滑精者，颇为适宜。何嘉琳治胡女，33岁，婚后6年未孕。天地氤氲，万物化醇，男女媾精，万物化生，受胎必得醇正之气。肾主生殖，肾气亏虚，胞脉失养，则不能成孕。心主血而藏神，脾统血而藏意，二经专司阴血。思虑烦劳，伤及心脾，营血涸亏，气分亦弱，乃致神疲乏力，面色萎黄，寐易醒。拟毓麟珠补肾补气，养血安神，调经种子。用药有淫羊藿、覆盆子、菟丝子、枸杞子、当归、炒杜仲、阿胶、鹿角胶、龟甲胶等。患者后因停经37天复诊，查血绒毛膜促性腺激素1024U/L，因考虑膏方中黄酒为活血之品，嘱停服膏方，另予补肾养血安胎之品口服，一周后查B超，提示早孕。

## 医论及医案

秦伯未治郭女，17岁。1966年8月就诊。急性粒细胞性白血病，经中西医合作抢救脱险。面色苍白无华，口唇淡白，疲乏短气，语音低微，头晕目眩，饮食无味，夜寐多梦，心悸不安，腰肢酸软无力，大便不调，或干或稀，经期正常，血量较多，每逢经期周身倍感不适。苔薄白，舌质淡，舌体胖嫩边有齿痕，脉象沉细弱。急性粒细胞白血病缓解期气血两虚，阳气亏虚，治拟益肾，阴阳兼顾。处方：别直参30g，潞党参90g，清炙黄芪90g，海参30g，淫羊藿90g，巴戟肉60g，补骨脂90g，骨碎补90g，菟丝子90g，山萸肉90g，山药120g，茯苓90g，鸡血藤90g，制黄精90g，陈皮60g，桂枝50g，枸杞子90g，沙苑蒺藜90g，黑芝麻45g，旱莲草90g，肉苁蓉90g，炒白术90g，制首乌90g，鱼鳔胶120g，鹿角胶120g，冰糖240g。熬膏做法：桂枝与杭白芍50g同炒，别直参另炖汁冲入收膏；上药浸透，浓煎两次，滤汁去渣，加鱼鳔胶、鹿角胶、冰糖，用文火收膏。服用方法：每日早晚空腹时，用开水冲服1食匙。随访结果：药后病情明显好转。此膏方连续服用三个冬季，病情稳定，20年后随访仍健在。

叶熙春治沪陈男，47岁。先天之本属肾，后天之本属脾，尚在中年，命门之火趋衰。火虚不能焙土，以致脾虚失于健运，形体不丰，畏寒肢冷，每在寅卯阳升之际，则阴冷益甚，虽在重衾之中而不觉暖，而且记忆减退，食后脘腹作胀。脉来迟细无力，两尺弱不应指，舌淡苔薄。冬令调补，当从益气扶阳，补肾健脾着手，且当注意摄生之道。潞党参90g，炙黄芪120g，炒白术60g，炒当归90g，附子120g，川桂枝45g，炒白芍60g，炮姜24g，甘草30g，肉苁蓉90g，炒补骨脂90g，煨益智仁90g，盐水炒杞子45g，炒菟丝子90g，盐水炒覆盆子120g，砂仁15g，捣大生地120g，制女贞90g，炒枣仁60g，炒续断120g，炒杜仲120g，沙苑蒺藜90g，炒续断90g，泽泻90g，怀山药90g，茯苓90g，炒薏苡仁120g，陈皮45g，姜半夏45g，核桃肉120g，南枣120g，龙眼肉120g，莲子120g。另：霞天胶45g，鹿角胶40g，驴皮胶75g，共炖烊，收膏入；冰糖300g收膏入。

# 补肾健脾膏

咳喘和哮病多发于秋冬之交、气候转变季节。发作时每因外感寒邪触动内饮而成。初病属实，用药重点温肺散寒、化痰定喘，以攻实为主；久病属虚，在未发作时，乃属脾肾阳虚、肺气不足、痰湿内生所致，用药重点温补脾肾、益气固卫、宣化痰湿，以补虚为尚。

### 配方与功效

著名中医董漱六先生，曾多个古方并用组成补益脾肾膏，治疗脾肾不足、心肝火旺证，成为经验膏方。此膏功能温肾纳气，健脾化湿，益肺固卫，散寒涤饮，主治老人虚喘，慢性气管炎伴有肺气肿及哮喘病恢复期属于气虚阳虚型。

【组成】党参20g，炙黄芪150g，焦白术300g，生地120g，熟地120g，砂仁50g，萸肉90g，枸杞子90g，甘菊花90g，明天麻90g，制半夏90g，丹参150g，麦冬90g，怀山药120g，肉苁蓉90g，菟丝子120g，金樱子120g，芡实120g，川连24g，淡竹叶90g，生甘草50g，炙甘草50g，炙龟甲240g，远志肉50g，鹿角片50g，茯苓240g，淫羊藿120g，巴戟肉120g，桑葚120g，石莲肉120g，沉香15g，莲子125g，核桃肉125g，生晒参50g，阿胶（陈酒烊化，冲入收膏）300g，原皮西洋参30g（上三味另煎汁，收膏冲入）。

【做法】将各药放紫铜锅中，加水浸一宿，浓煎2~3次，滤取清汁，浓缩，然后将阿胶用陈酒烊化倒入，生晒参、西洋参煎汤兑入，沉香研成粉末搅入，至滴水成珠收膏。

【服法】每日2次，每次1匙，用开水冲服。

识方心得

本方为咳喘和哮病恢复期证属气虚阳虚的年老患者而设，方取参附、六味、生脉、玉屏风、苓桂术甘、杏苏、小青龙、人参蛤蚧等方药加减。合诸方于一炉，用生晒参、党参、黑附块温肾调脾以培元气；炙黄芪、焦白术、防风益气固卫以御外寒；熟地、萸肉、山药、天冬、麦冬滋肾润肺以养阴津；桂枝、干姜、茯苓、甘草温中散寒以化痰饮；紫苏子、苦杏仁降气消痰止咳平喘；益智仁、五味子温肾益肺，纳气定喘；麻黄辛苦温，宣肺散寒，治痰哮气喘；细辛辛温，温肺散寒化饮；沉香温中行气平喘；砂仁调胃行气消滞；陈皮健脾理气化痰；银杏肉温肺化痰，定哮平喘；核桃肉补肾温肺，疗虚寒喘嗽；蛤蚧咸温，补肺肾，益精气，定喘止嗽；冰糖甘温，润肺气，补脾胃，消痰止咳；再加阿胶润肺滋肾，补阴养血。诸药合用，肺脾肾三经兼顾，温补脾肾为主，宣肺散寒为辅，标本同治。

## 医论及医案

秦伯未治季男，血症六载，未能除根，头晕腰酸，胸闷心悸，咳嗽痰腥带血，肢冷溲频，脉沉细弱，病在心肺肾三脏。心生血，肺主气，肾藏精，真元之损，毋庸讳言，惟心与肺同处上焦而司荣卫，心肾为水火之脏而本相交济，肺肾为子母之脏而原相生养。患者主观较深，疑虑滋长，欲求痼疾根除，宜乎难矣。拙拟滋肾而不碍乎阳，则肺自清肃，益肺而兼调其气，则心自安宁，气血调和，阴阳平秘，庶几近焉。膏以代煎，方候明正。别直参（另煎汁，冲入收膏）30g，西洋参（另煎汁，冲入收膏）30g，炒熟地120g，山萸肉45g，怀山药90g，黄芪90g，蒸白术45g，北沙参（元米炒）45g，天冬45g，麦冬45g，冬虫夏草45g，黑豆衣45g，当归45g，枸杞子45g，女贞子90g，墨旱莲90g，芡实120g，菟丝子45g，覆盆子45g，甜杏仁90g，陈皮45g，炒杜仲90g，煅龙骨90g，煅牡蛎90g，抱茯神120g，炒枣仁90g，核桃肉120g。上药浓煎2次，滤汁，去渣，再加阿胶（蛤粉炒成珠）250g、冰糖300g，文火收膏。

董漱六治吴男，59岁。面颧绯红，形寒烘热，口干咽燥，咳喘少见，发音不扬，口腔溃疡时起，胸闷心悸，心前区隐痛，头晕肢麻，夜寐欠酣，脱发健忘，纳可，便溏，日有多次，舌红苔薄黄，脉形细弦，左手濡滑。分析其症，肾为先天，主藏精；脾为后天，主运化。肾虚阴精亏损，肝阳偏胜；脾虚阳气不充，健运失职。阴虚则肝阳易升，气火内盛；阳虚则健运不力，痰湿内生，而成虚中夹实之证。治法补肾阴以清心肝，健脾阳以运化痰湿，佐以养血宁心安神，理气化瘀通络。顾及冬令调理，用膏方从缓图治。采用的就是补肾健脾膏。

笔者治丽水梅女，49岁。面色萎黄，神疲乏力，头晕，颈椎板滞，两膝屈伸不利，胃脘痞塞，喉间痰阻，时有微咳，睡眠不实，烘热、手足心热，睁眼乏力，经来量少，时两三月一行，苔薄腻，舌红，脉沉细数。肾精不足心肝火旺，脾虚气弱运化不及，治法以补肾健脾为要则。补肾用熟地、萸肉、益智仁、枸杞子、菟丝子、核桃肉，健脾用山参、山药、茯苓、陈皮。并用铁皮石斛、杭白菊、浙贝、青葙子、天麻清火，石菖蒲、厚朴、薏苡仁、车前子祛痰湿，赤芍、杜仲、西红花、三七养血调经，龟甲胶、鹿角胶同用，大补精气。方与董老补肾健脾膏有异，用药之意图则相仿佛。

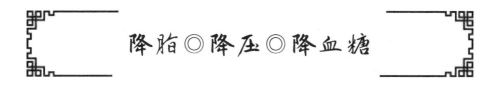

# 降脂◎降压◎降血糖

## 苍术膏

人体肝脏的脂肪沉积过度，成为病理状态，就是脂肪肝。脂肪肝包括肥胖及血脂过高性脂肪肝、酒精中毒性脂肪肝、妊娠急性脂肪肝、中毒性脂肪肝、肝炎后脂肪肝、营养失调或不良性脂肪肝和糖尿病性脂肪肝。绝大部分的脂肪肝患者本身通常没有自觉症状，但少数患者会感到上腹部轻微胀痛、饱胀感，恶心、厌食、倦怠。中医辨证多属湿浊阻滞，祛湿消脂可收疗效。

### 配方与功效

人民卫生出版社曾出版《海外回归中医善本古籍丛书》，共12册，使我国失传的中医古籍珍品重新呈现在国人面前。该丛书第5册中收录《活人心统》一书，共4卷，是综合性临床中医著作，其中载有苍术膏。主治：脾经湿气，少食，湿肿，四肢无力，伤食，酒色过度，劳逸有伤，骨热。

**【组成】**苍术200g，楮实子50g，石楠叶30g，当归30g，甘草10g，蜂蜜250g。

**【做法】**苍术去粗皮，洗净，晒干，切碎，用米泔水浸一夜，洗净，加水煎煮取汁。石楠叶洗净，晒干，连同楮实子、当归、甘草一并捣研为粗末，加水煎煮取汁。将苍术药汁与石楠叶、楮实子、当归、甘草煎汁混合，放锅内略煮，加蜂蜜煎熬成膏。

**【服法】**一日3次，每取3匙，白开水冲服。

分析方中用药，苍术辛苦而温，功能健脾燥湿。《珍珠囊》说它"能健胃安脾，诸湿肿非此不能除"，充分肯定了它的祛水湿、减肥轻身效用。石楠叶、楮实子补肾强身，当归养血活血，甘草缓急和中。各药一并制膏，攻补兼顾，对食少湿肿，四肢无力，肢体困重者较为对症。是方对于脂肪肝的防治有一定的效果。

> **识方心得**
>
> 笔者曾于2013年11月21日治曹男，44岁。高脂血症、脂肪肝、Ⅱ型糖尿病，有反流性食管炎、前列腺增大、腰椎间盘突出，血尿氮增高。面色灰暗，易疲劳，腰酸痛，右髋关节酸胀明显，有时连及右腿酸痛，苔薄白腻，舌红质润，脉弦细。治法：温肾补脾，消脂泄浊。组方以金匮肾气丸为基础方，加用重用了苍术。2014年1月14日，患者寻余开第二料膏方。自述服用膏方后餐后血糖降至7.61mmol/L（原来11.97mmol/L），精神、气色也好转，胃中觉舒，眠佳。余以苍术膏为主方以为其巩固疗效。

## 医论及医案

《张聿青医案》：李男，阴阳者，万物之纲纪，变化之父母；左右者，阴阳之道路也。阴阳相贯，如环无端，故太过者病，不及者病，经旨如此。忆自初诊之时，腿股厥而欠温，继则每有重着之处，辄觉脉络不舒。如谓腿股欠温，阳气必虚，虚则不能旁达，理亦近是。岂知阳气衰微，必肌肤淡白而少华色，一经温补，必精神焕发，百病蠲除。而见症如前，容光华泽。补阴而至于血肉之品，则龟甲为阴之极也，补阳而至于血肉之品，则鹿茸为阳之极也，乃服鹿茸在前，诸病杂出在后，脉象濡而带滑，因知阳气并无所损，而有似乎损者，阳气之有所不通也。补泻之关键，毫厘之千里，于此而分。所以并无补养之品，药辄应手，于以知阴阳相贯，则变化生生，自无太过不及之弊。今病象已得减轻，是善后之计，乃及今要务。夫阳气营运，本无所阻，所以阻者湿也。湿土之下，燥气乘之，所以湿郁之甚，而风即暗生，脉络不和，诸象皆由此致。及今之计，惟有运化浊痰，分消湿热。然分化太过，未免戕伐，因以补气之药参之，务期阴阳相生，道路交通，太过不及，各得其平，即是颐养天和之道。爰拟补气培脾养肝，以作调摄之资。而上则宣肺，中则和胃，下则分利膀胱，三焦流畅，湿痰自无容足之地，譬如一室氤氲，洞开前后，顷刻干洁。炙黄芪、土炒白术、藿香、郁金、制半夏、别直参（另研和入）、苍术（米泔浸，麻油炒黄）、白蔻仁（另研和入）、泽泻、川连、猪苓、制何首乌（炒切）、炒霞天曲、党参、茯苓、生薏仁、熟薏仁、当归、陈皮、苦杏仁（去皮尖炒）、秦艽、酒炒杭白芍、桑寄生、枳实、桔梗。

笔者治阮男，42岁，经商。肥胖5年，3年前发现有脂肪肝，易疲劳，头晕，遇冷风偏头痛，胃胀时作，睡眠质量下降，苔黄腻，舌质淡，脉沉细。患者要求服用膏方，余遂以苍术膏加味。用药：苍术200g，楮实子150g，灵芝（先煎）300g，茯苓250g，陈皮100g，制半夏100g，厚朴花100g，当归100g，丹参100g，川芎100g，炒山楂250g，炒谷芽250g，炒麦芽250g，制何首乌200g，桃仁100g，红花100g，夜交藤150g，炮山甲（先煎）120g，枸杞子120g，浙贝120g，炒鸡金120g，枳壳120g，萸肉100g，麦冬100g，车前子（包煎）100g，炙远志50g，水蛭50g，山参（研粉收膏）10g，灵芝孢子粉（收膏）50g，鲜铁皮石斛（榨汁）300g，鳖甲胶250g，鹿角胶250g。

## 桑麻葵子膏

高脂血症可引起冠心病、脑血管意外等多种疾病。中医药治疗高脂血症不仅能降低血脂水平，而且能通过整体调节来改善机体状态。著名的中医学家颜德馨指出，高脂血症多因饮食不节，过食肥甘厚味，少劳过逸，脏腑功能失调，致使浊脂留滞于血脉所致。临床上多表现为本虚标实，其本多为肝脾肾三脏之虚，其实者多为气滞、痰湿、血瘀，治疗重视从补益肝肾、运脾化痰、气血双调三方面论治，并注重祛瘀化浊、通气活血。

《食疗本草学》载有桑麻葵子膏，由桑叶、黑芝麻、葵花子仁加蜂蜜组成，有降血脂的作用，适宜于高脂血症者服用。

### 配方与功效

桑叶与黑芝麻配合，是补益古方桑麻丸的配方。是方功能滋补肝肾、祛风平肝，常用于治疗头晕目眩，健忘失眠，两目干涩，颧红盗汗等。笔者在该方基础上加用祛湿之品，组成加味桑麻葵子膏，补肝肾、平肝阳、降血脂，用于高血压、动脉硬化、高脂血症属阴虚阳亢，而见眩晕眼花、耳鸣健忘、失眠多梦、心神不宁者。

【组成】桑叶150g，茯苓250g，山药250g，九制何首乌250g，生山楂250g，苍术200g，白术200g，怀牛膝200g，丹皮150g，丹参150g，炙黄芪150g，川芎150g，虎杖150g，广郁金60g，生蒲黄60g，远志60g，陈皮50g，鲜铁皮石斛（榨汁）300g，灵芝孢子粉（收膏）50g，西红花（研粉收膏）20g，黑芝麻（捣成糊）200g，龟甲胶200g，鹿角胶200g，蜂蜜300g。

【做法】鲜铁皮石斛加水榨取汁；蜂蜜加水煮沸，过滤去渣；黑芝麻、葵花子仁炒过后加工成粉末；桑叶、西红花研成细粉，过筛后备用；龟甲胶、鹿角胶加黄酒浸一日夜，小火炖烊；余药除灵芝孢子粉外，加水浸一日夜，煎2小时，连煎2次，合并煎汁，过滤取清汁。将所有药物放锅中，用小火熬煮，边熬边搅动，至稠黏住火，凉透后装瓶备用。

【服法】一日2次，每次2匙，于早晚食后用沸水冲化服用。

本膏方系笔者经验方，功能补肝肾、平肝阳、降血脂，适宜于调治眩晕眼花、耳鸣健忘、失眠多梦、心神不宁。

**识方心得**

葵花子即向日葵的籽，含有丰富的脂肪油，其中有多量亚油酸、磷脂、β-谷甾醇、蛋白质、糖类、柠檬酸、酒石酸、绿原酸及胡萝卜素等。实验证明，葵花子所含的磷脂有预防高脂血症和高胆固醇血症的作用，脂肪油特别是亚油酸部分，能抑制血栓的形成。近代主张高脂血症、动脉硬化症、高血压病患者多食用，其理也即在于此。

### 医论及医案

《慎五堂治验录》：陈天生正，丁亥孟冬，孙家角。望年失血后元虚不复，今秋寒热盗汗，咳呛痰升，四肢麻木，两足俱冷，左半身不能稍动，知饥不食，颧部时红，耳鸣眩晕，脘痛时发，大便干涩，脉形细弦，舌根起粒如榴子。阅所进方皆以清暑化湿，泄风化痰之品，愈治愈剧，非外因证，是水虚不能涵木，木反凌金侮土也。柳洲云：虚人肝肾之气上浮，宛如痰在膈间，须投峻剂养阴，俾龙雷之火下归元海，其此之谓欤？兹宗其意，阴充阳潜为福。生牡蛎45g，枸杞子12g，滁菊花9g，川石斛12g，磁石15g，桑枝30g，桑叶9g，黑芝麻9g，谷芽30g，制何首乌21g，水炙甘草3g，天麻3g。服5剂，去天麻、川斛，加肉苁蓉4.5g，白芍7.5g，饮食增，足渐温，麻木定，手足能动。再去牡蛎、磁石、首乌，加生地9g，阿胶4.5g。后用膏方调补，入方：生地240g，当归45g，生牡蛎1000g，黑大豆250g，白芍90g，女贞子500g，龟甲240g，黑芝麻180g，水炙甘草30g，白菊花90g，蒲桃干180g，川斛90g，干首乌240g，桑枝500g，桑叶90g，五味子15g，用白蜜60g、阿胶60g收膏。

张云鹏治杨男。疲劳综合征，高血压，肥胖，高血脂，脂肪肝。操劳烦心，则肾气更惫，肾阴不足，必阳亢无疑，血压随之升高。肥者令人内热，甘者令人中满，高血脂、脂肪肝伴之而来。腰酸、颈部不适，易疲劳，皆肾虚之故。干咳咽痒，肺金之病。舌质尖红，苔薄腻，湿邪内蕴也，脉细则虚症为主。治拟补益为主，化湿为佐，扶正不助邪，祛邪不伤正，两全其美。用药：制何首乌、黑芝麻、钩藤、葛根、天麻、枸杞子、珍珠母、杜仲、生地、龟甲、炙百部、玄参、滁菊、沙苑蒺藜、麦冬、灵芝、泽泻、决明子、荷叶、虎杖、生黄芪、川牛膝、石斛、石决明、冬虫夏草、阿胶、冰糖。制膏服用，血压、血脂下降，咳嗽停止，体力恢复。

## 四仁膏

冠心病系冠状动脉粥样硬化性心脏病的简称。多见于40岁以上者，男性较女性多见，且病患以脑力劳动者居多。发病时表现为心绞痛和心肌梗死。心绞痛是由心肌暂时缺血、缺氧所引起，心肌梗死是冠状动脉闭塞，血流中断，局部心肌因缺血缺氧而发生坏死。两者均有发作性胸痛或胸闷不适，前者较短，约3~5min；后者较长，大于30min。发病的常见诱因是体力活动、情绪激动、饱餐、饮酒及寒冷刺激，少数为心动过速、吸烟、低血糖状态、睡眠呼吸暂停等。

脑动脉硬化的早期精神症状主要表现为睡眠障碍、记忆力减退和性情异常（如情绪不稳、易兴奋、激动、好发脾气，或感情脆弱、多愁善感、无故焦虑）。此病通常发展缓慢，症状多逐渐加重，最终可变成老年痴呆。

### 配方与功效

《卫生总微论方》四仁膏，用核桃仁1000g，桃仁500g，柏子仁300g，松子仁300g，蜂蜜1500g。将四物各捣如泥，然后混合一处，调入蜂蜜服用。有平肝明目、调利血脉、健脑润肤的作用，可用于治疗肝肾阴虚、头晕目糊、咽干口燥、失眠多梦、耳鸣健忘、心神烦躁、低热盗汗、腰膝酸软、大便干结等。并多用于防治高血压、冠心病、脑动脉硬化和高脂血症。

【组成】核桃仁1000g，桃仁500g，柏子仁300g，松子仁300g，蜂蜜1500g。

【做法】将柏子仁等四物各捣如泥，然后混合一处，调入蜂蜜，即成。

【服法】早、晚各服1次，每服2调羹，用开水化开服用。

《太平圣惠方》载有松子膏和松子核桃膏两方，分别用到了松子、核桃肉和蜂蜜。松子膏以松子为主，气香味美，滋润五脏，配合菊花、蜂蜜润养补益。组成：松子1000g，甘菊花100g，蜂蜜500g。做法：松子去壳取仁，与菊花一并捣极烂，加入蜂蜜，慢火熬煮至稠，装瓶即可。服法：一日3次，每次取1匙，滚开水冲服。松子核桃膏以核桃肉配用益五脏、补不足、治虚羸的松子，润养补益的蜂蜜。功能益精润燥，补脑安神。组成：松子仁30g，核桃仁30g，蜂蜜250g。做法：松子仁、核桃仁用水泡过，去皮，然后研成末，放入蜂蜜和匀即成。一日2次，每次1汤匙，用滚开水冲服。适宜于腰膝酸软，健忘失眠，心神不宁，大便干燥者服食。

核桃仁、桃仁、柏子仁、松子仁滋润之功著，但补益之力稍逊。用于温通心阳，宜加用桂枝、黄芪、鹿角胶；补肾温阳，当加用附子、肉桂、巴戟肉；肺虚咳喘，加用红芪、黄精、山药。笔者治杨男，证见高血压、冠心病，胸闷气短，心悸，睡眠不实，流口水，喉间有痰，手足不温，下肢时肿，苔浊腻，舌暗淡，脉沉细。治法养心温阳，补脾益肾。用药红参、红芪、茯苓、炒白术、炒陈皮、炒山药、枸杞子、桃仁、柏子仁、炒山楂、炙桂枝、益智仁、淫羊藿、石菖蒲、核桃肉、砂仁、灵芝孢子粉、鹿角胶、龟甲胶等。

## 医论及医案

颜德馨治某男，75岁。胸痛有年，心阳不振，气滞血瘀，痰浊困阻。脉道不畅，不通则痛，心痛频作，夜间少寐，脉沉细结代，舌淡苔薄，唇紫。经温寒解凝，症已小可，近将远涉重洋，以膏代煎，探元之本，索其受病之基，固本清源，以冀却病延年。处方：生地300g，黄芪300g，磁石300g，紫丹参150g，生蒲黄150g，附片（先煎）150g，桂枝150g，酸枣仁150g，全瓜蒌120g，柴胡90g，赤芍90g，白芍90g，当归90g，川芎90g，炒枳壳90g，红花90g，桃仁90g，生甘草90g，醋五灵脂90g，延胡索90g，煨川楝子90g，苏木90g，桔梗90g，怀牛膝90g，制香附90g，天台乌药90g，法半夏90g，茯苓90g，广郁金90g，百合90g，炙远志90g，薤白90g，苍术90g，白术90g，青皮60g，炙乳香90g，没药90g，木香90g，降香24g，九香虫24g，血竭（研粉收膏）30g，野山参（另煎）30g，鹿角胶150g，麦芽糖500g。做法：上味共煎浓汁，文火熬糊，再入鹿角胶、麦芽糖熔化收膏。服法：每晨以沸水冲饮1匙。

杨继荪治田女，68岁，1991年10月30日初诊。反复头晕头昏3年，有尿路感染史，第5、6颈椎内质增生，眼底检查示眼底动脉硬化。自服维脑路通、复方丹参片、维生素类、首乌粉、杜仲等，症状仍存。诊见头晕头昏，心烦易怒，寐差梦纷，手麻，便秘，舌质红，苔薄白，脉细弦。辨证：气阴不足，虚阳上越，血行欠畅。诊断：眩晕。西医诊断：脑动脉硬化，供血不足。服用益气养阴、镇潜活血中药14剂，自感登楼时觉轻松，头昏、睡眠、烦怒均有改善，大便亦不秘结，继以膏方调养。用药：党参250g，炒丹参180g，黄芪150g，何首乌150g，葛根150g，炒杜仲150g，制黄精150g，紫贝齿（先煎）150g，决明子150g，炒当归120g，枸杞子120g，生地120g，熟地120g，炒柏子仁120g，川芎120g，生山楂120g，炒枣仁100g，红枣100g，白菊花90g，赤芍90g，炒陈皮90g，阿胶200g，白糖200g。

## 天池膏

清代医家李文炳著有《仙拈集》（又名《李氏经验广集良方》）一书，共4卷。汇编验方，分内、妇、儿、外四门，每门又按病分类，共130余类。书中收录天池膏，用于治疗"三消"。

古人说的"三消"包括了现今的糖尿病。糖尿病的典型症状是"三多一少"：多饮，一昼夜可饮1~2热水瓶；多食，脂肪和蛋白质代谢增加，机体常处于半饥饿状态，引起食欲亢进，食量增加；多尿，尿量昼夜达3000~4000ml；少，是形体消瘦，体重减轻。

按中医辨证，其主要病变部位在肺、胃、肾，基本病机为阴津亏耗，燥热偏盛。上消是肺热伤津，口渴多饮；中消是胃火炽盛，消谷善饥；下消是肾不摄水，小便频数。治疗以清热润燥、养阴生津为大法。《医学心悟》说："治上消者，宜润其肺，兼清其胃；治中消者，宜清其胃，兼滋其肾；治下消者，宜滋其肾，兼补其肺。"尽管证有上中下之分，治有肺胃肾之别，而养阴清热贯穿始终，天池膏实是有效膏方。

【组成】天花粉250g，黄连250g，人参90g，知母90g，白术90g，五味子90g，麦冬（去心）180g，生地汁60g，藕汁60g，人乳250g，牛乳250g，生姜汁500g。

【做法】先将天花粉等七味切片，用米泔水2.7升入锅内浸半日，用桑柴慢火熬取汁约1.5升，滤清，入生地等汁，慢熬如饧，加白蜜500g，煎去沫，熬如膏，收入瓷罐内，用水浸三日，去火毒。

【服法】每用2~3匙，白滚汤送下。

原书介绍本方的功用为治三消。从组方分析，功擅益气养阴、清热补虚，有助于治疗精神不振、四肢乏力、形体渐瘦、烦渴引饮、善饥多食、多梦遗精等。

> 丹溪论消渴，重视黄连、天花粉、人乳、藕汁、生地黄汁的应用，创有专方，《脉因证治》称之为"秘丹"，总治三消。做法是将黄连、天花粉研成细粉，藕汁、生地黄汁放锅中煮沸，调入黄连、天花粉和人乳，再放蜂蜜，加生姜汁，熬成膏剂。使用时，取适量，在口中含一下后，用白开水送下。据此可以推测，天池膏脱胎于丹溪方。膏粱甘肥之变，阳脉太甚，阴气不得营，津液不足，结而不润，燥热为病。火盛热淫，治以甘苦，甘以泻之，热则伤气，气伤无润，则折热补气，非甘寒不治。方中花粉是治消渴之神药，藕汁、生地黄汁甘寒，滋养阴津，且能清热凉血，泻火之有余，补阴之不足；黄连苦寒，泻其上盛之火；乳汁、蜂蜜润燥，补益阴分之虚损。诸药合用，成为治消渴之效验方。

## 医论及医案

杨继荪治陈女，60岁。1991年12月13日就诊。有冠心病、高血压及糖尿病病史。时有心慌、胸闷，头晕头昏，大便秘结，皮肤瘙痒。疲劳后心悸胸闷，寐况不佳，工作紧张时尤甚。血压偏高（166/95mmHg），因控制饮食血糖基本正常，全身皮肤瘙痒，遇热痒加剧，大便干结，数日一行。舌质红，苔薄白，脉细弦。辨证：气阴不足，心失所养，阴虚内热，阴血暗耗，血脉瘀阻，不能上荣诸窍。膏方用药党参、黄芪、生地、萸肉、制黄精、枸杞子、郁金、制首乌、炒酸枣仁、丹参、川芎、桑寄生、决明子、白菊花、泽泻、炒枳壳、生山楂、炒陈皮、炒杜仲、炒牛膝、红枣、龟甲胶、木糖醇等。

胡建华治某男，营业员。患消渴4年余，初起多尿、多饮、多食，空腹血糖曾高达16.46mmol/L，长期服用降糖西药及中药治疗。现"三多"症状并不明显，但见精神困倦、形体消瘦、视力减退、腰酸、阳痿、畏寒、头晕、口干，臀部有散在小疖疼痛，不能平坐。舌质淡尖红，苔薄腻，脉细弱略数。半月前复查空腹血糖9.74mmol/L。现服甲苯磺丁脲，日服2次，每次0.5g；降糖灵，日服2次，每次25mg。中药先服滋肾温阳、活血化瘀开路方，用药生地、熟地、萸肉、制黄精、菟丝子、制首乌、玉竹、天花粉、炙黄芪、益母草、赤芍、白芍、金银花、生山楂。服7剂，精神略振，腰酸、畏寒、头晕、口干等症均见减轻，臀部小疖消退。原方去黄精，加山药15g，续服7剂。续服膏滋方，从燥热之症，迁延日久，阴损及阳，阴阳俱虚，血瘀阻络立论，拟法培益肝肾，平补阴阳，活血化瘀。处方：生晒参50g，炙黄芪200g，生地150g，熟地150g，萸肉150g，山药150g，天花粉200g，制黄精150g，菟丝子150g，锁阳150g，制首乌200g，玉竹200g，仙灵脾150g，枸杞子150g，旱莲草150g，楮实子150g，沙苑蒺藜150g，当归120g，丹参120g，红花100g，赤芍150g，白芍150g，益母草150g，丹皮150g，金银花150g，生山楂150g，陈皮120g，砂仁80g，阿胶120g，鹿角胶60g，黄酒100g。

笔者治张男，68岁，2005年12月11日初诊。诉糖尿病8年，多尿、多饮、多食，空腹血糖在8mmol/L左右波动，形体消瘦，大便溏泄、日两行，肌肤瘙痒、两下肢为甚，尿有余沥，苔浊腻，舌黯，脉弦细。治法滋肾健脾、养阴润燥。膏方用药：生晒参、炙黄芪、山萸肉、山药、天花粉、制黄精、锁阳、淫羊藿、枸杞子、沙苑蒺藜、当归、丹参、红花、地龙、赤芍、白芍、丹皮、生山楂、陈皮、牛膝、地骨皮、砂仁、鹿角胶、木醇糖等。收效甚佳。

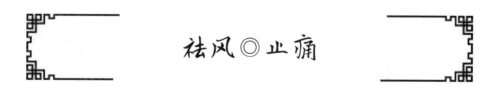

祛风 ◎ 止痛

## 痛风膏

痛风是一种因嘌呤代谢异常，血中尿酸增高而引起的全身性疾病。其主要表现是反复发作的关节疼痛，以第一跖趾关节最多见，一般下肢多于上肢，小关节多于大关节。反复发作的病人，在关节、皮下及其他组织可见痛风石。常伴有肥胖、高脂血症、冠心病、糖尿病及肾脏损害等。

### 配方与功效

对于痛风的治疗，名医朱丹溪从"热血得寒，污浊凝涩，所以作痛，夜则痛甚"立论，创制痛风方进行治疗，方见《丹溪心法》卷四《痛风》。痛风膏是针对痛风稳定期患者而设的调治膏方，基本处方是朱丹溪的痛风方。治上中下疼痛。

【组成】南星（姜制）60g，苍术（泔浸）60g，黄柏（酒炒）60g，川芎30g，白芷15g，神曲（炒）30g，桃仁15g，威灵仙（酒拌）9g，羌活9g，防己15g，桂枝9g，红花（酒洗）4.5g，草龙胆1.5g。

【做法】上为末，曲糊丸梧子大。

【服法】每次服用100丸，空腹，用温开水送服。

分析组方用药，南星燥湿化痰，祛风定惊，消肿散结，善祛经络骨节之痰，治风痰肿痛；黄柏泻火，燥湿，解毒；苍术燥湿健脾，祛风辟秽。苍术与南星同用，燥湿祛痰的作用得以加强；与黄柏同用，善治湿热下注，筋骨疼痛，足膝红肿热痛。三药配合，清热、燥湿、祛痰，起到主导作用。又防己除湿行水，羌活、威灵仙祛百节之风，白芷祛头面风，桂枝温经通络，川芎引血中之气，桃仁、红花活血行瘀，龙胆草泻肝经之火，神曲消中焦积气。诸药相合，祛风湿，行痰瘀，温散通利，清泻蕴热，可使上中下诸痛消除。

现代研究表明，痛风在发病过程中多伴有炎性反应、血尿酸增高。川芎、防己、威灵仙、桃仁、红花、南星有抗炎解热镇痛作用。苍术、黄柏、龙胆草有抗炎作用，并能降血尿酸，这可能是痛风方治疗痛风取效的原因之一。本病多有反复，需要较长时间用药。对于这类病人，多以痛风方为基础，用龟甲胶、鹿角胶收膏。

### 医论及医案

《类证治裁》：房弟，胫膝痛肿，流走不定，筋惕足酸，风湿久痹，都从热化矣。古谓风从阳受，痹从阴受。始由络痹失宣，十数年忽止忽发。

今秋痛自右移左，行立颇难，阴络受病。诊脉下元先虚，搜理络邪，宜兼滋化源，为有年阴虚痹症治法。熟地（水煮）、枸杞子、当归、牛膝、茯苓、木瓜、威灵仙、桑寄生、玉竹、独活、杜仲（生）、薏苡仁、地骨皮同熬膏，以虎胫骨（现已禁用，可改用狗骨替代）胶收，开水化服，痛止。

章真如治邓男，80岁，离休干部。半年前突发右踝关节肿痛，影响行走与活动，伴有低热，且反复发作，颇为痛苦。某医院查血尿酸553mg，诊断为痛风。用布洛芬、消炎痛等药后，肿痛消失。停药观察，不久肿痛复发，且更甚于前，于是继续服药，期间肿痛反复发作，并出现腹泻。诊见脉沉细，苔黄腻，舌暗淡，精神尚佳。左下肢外踝微肿，压痛明显，血尿酸481mg。辨证：老年脾土本虚，脾虚生湿，湿久化热，湿热蕴阻结，壅滞经络，为肿为痛。治法：健脾化湿，清热通络。处方：苍术、白术、牛膝、黄柏、薏苡仁、木瓜、忍冬藤、夜交藤、细辛、秦艽、茯苓、威灵仙、桑枝、木香。10剂肿痛全消，嘱停服西药。一月来，前后共服30余剂，更方6次，肿痛未发，两次查体血尿酸均正常。改用膏方：黄芪80g，白术60g，茯苓60g，人参60g，苍术60g，牛膝60g，黄柏60g，细辛20g，秦艽60g，威灵仙60g，薏苡仁100g，防己60g，桑枝100g，丹参60g，川芎60g，当归60g，赤芍60g，山药100g，续断60g，独活60g。上药浓煎2次，去渣，加冰糖1500g收膏。一日3次，每次1匙，开水冲服。

笔者治东阳吴男，25岁。痛风发作10天，先是右足背疼痛，3天后左踝关节出现肿痛。检查报告：尿酸552.8mg，谷丙转氨酶43U/L，谷氨酰转肽酶92U/L，C反应蛋白44.1万。面色暗滞，睡眠差，大便不爽，苔白腻厚浊，舌淡，脉弦滑。服用美洛昔康片（消炎止痛药）疼痛减轻，后患者要求开膏方调治。借鉴名医朱丹溪的治法，余重用祛痰湿、行瘀浊之药，用药：苍术、土茯苓、桂枝、姜半夏、炒陈皮、川芎、川牛膝、泽兰、地龙、炒山楂、胆南星、西红花、威灵仙等。

又，治王男，27岁。有足跟骨损伤史，时有疼痛，尿酸510mg，形体肥胖，面色暗滞，腰酸膝软，胃胀，大便烂，苔白腻，质胖，脉弦细。两月前发现肾结石，曾有剧痛发作。膏方调治，益肾健脾，祛湿压浊。处方：鸭跖草300g，生地黄250g，百合250g，薏苡仁250g，冬葵子200g，土茯苓

150g，虎杖 150g，石韦 150g，泽兰 150g，赤芍 150g，当归 150g，川芎 150g，苍术 150g，炒山楂 150g，黄柏 120g，川断 120g，骨碎补 120g，枳壳 120g，炒鸡内金 120g，海金砂 120g，乌药 120g，益智仁 120g，地龙 120g，川牛膝 120g，车前子 120g，桃仁 120g，防己 100g，泽泻 100g，砂仁（后入）30g，鲜铁皮石斛（榨汁）400g，灵芝孢子粉（收膏）100g，核桃肉 250g，鹿角胶 250g，龟甲胶 250g。

## 益肾通督膏

《太平圣惠方》载有鹿角胶煎，功能填骨髓、好颜色、祛风气、润鬓发，主五劳七伤、身无润泽、腰背疼痛、四肢沉重。陈自明《妇人大全良方》载有三痹汤，治疗血气凝滞、手足拘挛、风痹、气痹等疾。

鹿角胶煎，用药有鹿角胶、牛乳、蜂蜜、牛酥、生姜等。《外台秘要》同名方，用药鹿角胶、紫苏子、生地黄、生姜、黄牛酥和白蜜。功能补五脏，益心力，实骨髓，生肌肉，理风补虚，耳聪目明，主治五劳七伤，四肢沉重，百事不任，怯怯无力，昏昏欲睡，身无润泽，腰痛顽痹，脚弱不便，不能久立，胸胁胀满，腹中雷鸣，春夏手足烦热，秋冬腰膝冷痛，心悸健忘，肾气不理，五脏风虚。

三痹汤用药续断、杜仲、防风、桂心、细辛、人参、茯苓、当归、白芍、甘草、秦艽、生地、川芎、独活、黄芪、川牛膝。其方由独活寄生汤化裁而来，集祛风除湿、散寒止痛、补气和血、益肾滋阴诸药于一剂，专治风寒湿三气袭虚所致之行痹、痛痹、着痹。喻嘉言赞誉该方："用参芪四物，一派补药内，加防风、秦艽以胜风湿，桂心以胜寒，细辛、独活以通肾气。凡治三气袭虚而成痹者，宜准诸此。"现代多用于风湿性关节炎、类风湿性关节炎、肩关节周围炎等风湿病，以及多种骨伤科疾病，证属于气血不足、肝肾虚损者。

### 配方与功效

对于腰肌劳损、强直性脊柱炎等风湿痹病，表现为腰背酸痛重着、麻木，关节骨骺疼痛，肌肉消瘦者，笔者以鹿角胶煎为主方，合三痹汤，参考张聿青医案用药，组成益肾通督膏。

【组成】鹿角片250g，熟地250g，山药250g，白芍200g，川芎150g，当归150g，茯苓250g，黄芪200g，白术150g，独活150g，桑寄生150g，炒杜仲150g，怀牛膝150g，淫羊藿150g，狗脊150g，骨碎补150g，地骨皮150g，枸杞子200g，白芥子150g，蕲蛇150g，炮山甲（先煎）120g，蜈蚣30条，炒薏苡仁300g，补骨脂150g，车前子（包煎）150g，鲜铁皮石斛（榨汁）300g，西红花（研粉收膏）30g，陈皮120g，大枣200g，核桃肉（捣烂）250g，鹿角胶150g，龟甲胶200g，黄酒200g，冰糖250g。

【做法】上药用清水浸泡一昼夜，先煎药煮3小时，入余药用中火浓煎2次，去渣取清汁，加胶类、另煎药汁及粉料等收膏，待凉透后装瓶贮存。以上为两个月的用量。

【服法】一日2次，每次1匙，于食后1小时用开水冲化服下。

张聿青治经女，节骱作痛，两膝尤甚，背腧板胀，必得捶久方舒。谓人之一身，必赖气血营养，惟营血不足，斯络隧空虚，而诸病俱作。背腧为诸脉所辖。皆由木旺水亏，少阴之真阴愈少，则少阳之木火愈盛，逼液为涕，烁金则喑。入方：酒蒸女贞子90g，生甘草15g，麦冬60g，生白芍45g，酥炙虎胫骨（现已禁用，可改用狗骨替代）90g，枸杞子90g，生地30g，当归45g，酒炒怀牛膝90g，天冬60g，熟地120g，肉苁蓉45g，盐水炒菟丝子90g，茯苓90g，炒萸肉30g，泽泻30g，盐水炒沙苑蒺藜90g，粉丹皮60g，川石斛120g，杜仲90g，西洋参60g，黑豆衣30g，党参90g，玄参45g，肥知母60g，玉竹45g，炒木瓜30g。以清阿胶90g、龟甲胶60g、鹿角胶60g，溶化收膏。

### 医论及医案

盛增秀治葛女，71岁。脾肾阳虚，脾阳虚则运化不健，中焦气滞，症见脘宇胀痛，喜按喜温；肾阳虚则骨不坚实，是以颈椎、腰椎、膝关节酸痛，牵引臀部及两下肢痛楚。平素畏寒怯冷，显系阳气不足使然。脉象濡细，舌苔薄白。治宜温补脾肾为主，兼以祛风通络。方用理中汤、右归饮合化，复参独活寄生汤意。拟膏方缓图可也。别直参80g，炒白术250g，干姜200g，茯苓250g，陈皮250g，蒸黄精250g，灵芝100g，桑寄生200g，杜仲250g，萸肉250g，鹿角霜200g，怀牛膝200g，当归250g，炒白芍250g，怀山药250g，枸杞子250g，菟丝子250g，补骨脂250g，肉苁蓉200g，巴戟肉200g，仙灵脾150g，独活60g，秦艽100g，炙甘草200g，龙眼肉200g，红枣250g，砂仁100g，天冬250，续断250g，阿胶200g，冰糖200g，黄酒200g。

笔者治吕男，31岁。两年前在某三甲综合性医院诊断为强直性脊柱炎，服柳氮磺吡啶。精神疲乏，腰部及两髋关节酸痛，常于清晨因疼痛而醒，遇劳累加重，右肩臂酸痛，手足不温，苔薄黄腻，质胖边有齿龈，舌暗红，脉沉细数。嘱停用西药，先用中药搜风祛湿、补肾活瘀，三个月后改用益肾通督膏，补肾壮督、益气补精、搜风活瘀。然后将所用药物改制成丸，作为巩固性治疗。吕先生连续8年接受中医治疗，每年进一二料膏方，又约半年时间服用汤药或丸药，坚持调治，健康状况一直很好。

又，陈女，30岁。2010年2月强直性脊柱炎首次发病，两肩关节疼痛，掌、腕、肘、膝关节酸痛，先后经多家三甲医院诊断为强直性脊柱炎，服用西药两周后疼痛缓解，自行停药。半个月后疼痛再次发作，指关节僵硬，手足关节均痛，掌指有红肿，晨僵明显。4月14日起服用中药汤剂，连续用药2个月，症状减轻，改用膏方。治则：祛湿活瘀，益肾搜风。基础方是独活寄生汤，配用药物有石斛、炮山甲、全蝎、地龙、蕲蛇、制马钱子等。其间关节局部红肿明显时，改用祛风清热、祛湿活瘀方。2011年11月怀孕时，将所用中药磨粉做成散剂，小剂量维持。受孕6个月后完全停服中药，后产儿健康。一年后，冬令进补，患者要求服用膏方，余以益肾通督膏为基础方，用药熟地、山药、白芍、川芎、当归、茯苓、黄芪、白术、鹿角霜、秦艽、独活、桑寄生、杜仲、淫羊藿、蕲蛇、枸杞子、炮山甲、石楠叶、炙黄芪、西红花、鹿角胶、龟甲胶等。

## 桃红四物膏

清代柴得华《妇科冰鉴》载有桃红四物汤方，治血多有块，色紫稠黏者。有瘀停也，桃红四物汤随其流以逐之。生地（酒洗）9g，当归（酒洗）12g，白芍（酒炒）4.5g，川芎3g，桃仁（去皮尖研泥）14粒，红花（酒洗）

3g。水煎温服。其方收录于国家中医药管理局发布的《古代经典名方目录》。

### 配方与功效

桃红四物汤以桃仁、红花活血破瘀，用为主药；熟地、当归滋阴补肝，养血调经；芍药养血和营，以增补血之力；川芎活血行气、调畅气血，以助活血之功。各药配伍，使瘀血祛，新血生，气机畅。瘀血阻滞，经血有块，色紫稠黏者，每多采用。笔者以桃红四物汤方为基础，配用鳖甲胶，组成桃红四物膏。

【组成】熟地150g，当归150g，白芍100g，桃仁90g，川芎80g，红花60g，鳖甲胶250g。

【做法】将熟地、当归等加水浸半日，放砂锅中，加水足量，用文火煎煮，连煎3次，每次2小时。然后，取3次药汁混合，文火浓缩，制成清汁。鳖甲胶用黄酒浸一日夜，隔水炖烊，过滤去渣，调入清汁中，边熬边搅，待至膏成，放凉后收瓶贮存。

【服法】一日2次，每次取1匙，于食后1小时，用开水冲化服用。

现代临床内、外、儿、眼、耳鼻喉科对本方皆有大量运用，已超出妇科的范围。用于冠心病心绞痛、慢性肾小球肾炎、偏头痛、癫痫、冠心病周围神经病变、功能性子宫出血、痛经、女性更年期综合征、血栓闭塞性脉管炎、血小板减少性紫癜、荨麻疹、眼底出血等。桃仁四物汤制膏服用，适应了此类病症需要较长时间调治的需要。

### 医论及医案

潘德孚治潘女，39岁。头痛两年，经来时发痛，痛如裹如箍，以两太阳穴和后枕为甚，阵发，并有胁痛，耳鸣口苦，胆小易惊，夜睡不安，大便秘结，经量少而不畅行，脉弦数。近数月则痛无宁日，卧床两月。素有慢性盆腔炎、慢性阑尾炎等。证属肝火上炎，治宜清肝泻火，辅以活血通络，以泻青丸加减。药后头胀痛大减，即上班工作，续以原方30余剂，药效渐减。经前痛著，少腹急结，右侧压痛，其经色紫成块，脉弦数沉。从下焦蓄血论治，攻下祛瘀，又因痛久伤气，瘀久伤血，法用攻补兼施，以桃红四物汤加味。处方：当归12g，赤芍15g，白芍15g，桃仁9g，红花6g，丹皮9g，川芎6g，葛根30g，牛膝15g，炮山甲4g，地鳖虫6g，益母草12g，生军4g，陈皮9g，熟地50g，红参须（调冲）3g。3剂，水煎服。药后效甚好，续服20余剂，月经来潮前头痛显著减轻。分析本例之头痛，先是月经来潮时发作，经后渐趋平复，后因治不得法，愈见加重，以致痛势连绵，无有宁日，是因痛久伤气，病久成瘀之故。久病必虚，气血两损，更加下焦蓄瘀，改用祛下焦瘀结，复加两仪膏补气生血，使瘀化新生。

笔者治嘉兴陈女，42岁。子宫多发肌瘤六七年，经来胸乳胀痛，进食不当即腹泻，并有多梦，苔薄腻，质暗红，舌底静脉暗黑怒张，脉弦细等症。余拟温化寒湿，活血消癥为法。处方：赤芍200g，白芍200g，川芎200g，莪术200g，三棱200g，炒当归200g，炒薏苡仁300g，鸡血藤300g，益母草300g，茯苓250g，炒山楂250g，枸杞子150g，黄芪200g，炒白术200g，炒川断200g，漏芦200g，炒枣仁200g，炒鸡金200g，白及200g，萸肉120g，陈皮120g，白蒺藜（另煎）120g，炮山甲（先煎）100g，艾叶100g，炙甘草100g，砂仁（后入）30g，西红花（研粉收膏）10g，三七粉（收膏）50g，灵芝孢子粉（收膏）30g，核桃肉（捣烂）250g，鳖甲胶150g，鹿角胶150g。做法：上药用清水浸泡一昼夜，先煎药煮30min，入余药用中火浓煎2次，去渣取汁，加胶类、另煎药汁及粉料等收膏，盛起，待凉透后贮存。服法：一日2次，每次1匙，于食后用沸水冲化服用。

又，上虞傅女，43岁。2012年12月11日膏方门诊。诉近10年来明显发胖，体重增加了12.5kg，B超提示中度脂肪肝。经常尿隐血，CA199：46.8，月经延后，甚则两月不至，并有卵巢囊肿，乳腺小叶增生；反复感冒，手足不温，苔薄，舌淡红，脉沉弦。治法：祛痰消脂，养血活血。用导痰汤合桃红四物汤为基础方，主要用药：制半夏、陈皮、苍术、茯苓、炒枳实、南星、厚朴、薏苡仁、生地、炒当归、川芎、赤芍、桃仁、西红花、丹参、鸡血藤、益母草、鳖甲胶、龟甲胶等。2013年11月29日，患者自述去年服用膏方后，体重未增加，一年未发感冒，手足暖和，上半年月经较正常，CA199指标正常；9月份以来，因工作忙，又出现月经延后，手足不温，尿隐血等症。继前法，在原方基础上加减用药。

# 宫廷医案方

陈可冀院士等曾对宫廷医案进行整理研究，将其中与慈禧、光绪有关的内容选录成书，并作评议，命名《慈禧光绪医方选议》，由中华书局出版。本章以此为依据，介绍其中的膏方资料。

其中，慈禧服用方有菊花延龄膏、扶元和中膏、扶元益阴膏、明目延龄膏等，计14首；光绪服用方有加味枇杷膏、清嗽止渴抑火化饮膏、清热理脾除湿膏、理脾养胃除湿膏等，计9首。

慈禧、光绪用过的膏方，除上述23首外，还有资生健脾膏、清热养肝和络膏、调肝和胃膏、润肺和肝膏、五味子膏，已经列入第一部分"古今效验方"中，作重点介绍，阅读时请互参，可以进一步了解宫廷膏方的特色要义。

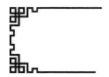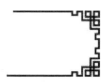

# 慈禧脈用方

## 菊花延龄膏

本膏是御医为慈禧开的补益膏方。《慈禧光绪医方选议》载：光绪三十一年十一月初四日，张仲元、姚宝生谨拟老佛爷菊花延龄膏。

【组成】鲜菊花瓣。

【用法】用水熬透，去渣再熬浓汁，少兑炼蜜收膏，每服9~12g，白开水冲服。

【评议】查阅光绪三十一年十一月初二日西太后脉案，载有"老佛爷脉息左关弦数，右寸关洪大而滑。肝经有火，肺胃蓄有饮热，气道欠舒，目皮艰涩，胸膈有时不畅"等语，前后除用此方外，并有用明目延龄丸等清肝明目方者。此方仅鲜菊花瓣一味，其疏风、清热、明目之功更为精确。

## 扶元和中膏

本膏是御医为慈禧开的补益膏方。《慈禧光绪医方选议》载：光绪 × 年九月十三日，老佛爷扶元和中膏。

【组成】党参45g，白术（炒）30g，茯苓（研）30g，砂仁（研）12g，当归（土炒）30g，杜仲（炒）30g，香附（制）18g，生黄芪30g，谷芽（炒）30g，鸡内金（焙）30g，半夏（姜炙）24g，佩兰18g，生姜18g，红枣（肉）10枚。

【用法】共以水熬透，去渣，再熬浓，兑冰糖60g为膏。每日9g，白开水冲服。

【评议】此方似由古方和中散加减，改制成膏剂者。对久病脾虚食少，胸闷干哕，倒饱嘈杂，食物不消有效。扶元者，当指补益脾肾而言。

## 加减扶元和中膏

本膏是御医为慈禧开的补益膏方。《慈禧光绪医方选议》载：光绪×年十一月初一日，汪守正、李德立、庄守和谨拟皇太后加减扶元和中膏。

【组成】党参45g，白术（土炒）30g，茯苓（研）30g，砂仁（研）12g，当归（土炒）30g，续断（酒炒）30g，香附（炙）18g，生黄芪30g，谷芽（炒）30g，鸡内金（焙）30g，半夏（炙）24g，佩兰12g，生姜18g，熟地（炒）18g，红枣肉20枚。

【用法】共以水熬透，去渣，再熬浓，兑冰糖为膏。每服9g，白开水冲服。

【评议】此方较前方增加生姜用量，减佩兰用量，加熟地18g，杜仲改用续断而成。加熟地者，当为增强补益肝肾之意。

## 扶元益阴膏

本膏是御医为慈禧开的补益膏方。《慈禧光绪医方选议》载：光绪×年七月十九日，老佛爷扶元益阴膏。

【组成】党参30g，白术（炒）30g，茯苓（研）30g，白芍（酒炒）24g，当归（土炒）30g，地骨皮30g，丹皮（去心）18g，砂仁（研）12g，银柴胡9g，薄荷6g，鹿角胶（溶化）15g，香附（制，研）18g。

【用法】共以水熬透，去渣，再熬浓，加鹿角胶溶化，兑炼蜜为膏。每服9g，白开水冲服。

【评议】本方之所谓扶元，主要在于益气健脾，温补肾阳；益阴，凉血滋阴，调补肝肾。亦属先天后天兼顾，气血双理之意。其组成暗寓五味异功合逍遥散而小有进退，以异功健脾益气，逍遥理脾调肝，加以鹿角胶温补肾阳，地骨皮滋肾凉血，丹皮清热凉血，易柴胡为银柴胡者，推测应有阴虚发热之症状。本方配伍稳妥，通补并行，可长期服用。

## 加减扶元益阴膏

本膏是御医为慈禧开的补益膏方。《慈禧光绪医方选议》载：光绪×年七月二十九日，老佛爷加减扶元益阴膏。

【组成】党参60g，白术（炒）30g，茯苓（研）30g，山药30g，当归（土炒）30g，女贞子30g，白芍（醋炒）24g，丹皮18g，砂仁（研）12g，鹿角胶（溶化）15g，香附（炙，研）18g，银柴胡9g。

【用法】共以水熬透，去渣，再熬浓，加鹿角胶溶化，兑炼蜜为膏。每服12g，白开水冲服。

【评议】本方即扶元益阴膏去薄荷、地骨皮，加山药、女贞子，旨在加强健脾益肾之功。据原处方笔迹及日期记载分析，两方配制时间仅距10天，或因扶元益阴膏有滋腻之嫌，故增损易药，重新配制。

## 明目延龄膏

本膏是御医为慈禧开的补益膏方。《慈禧光绪医方选议》载：光绪×年七月十七日，张仲元谨拟老佛爷明目延龄膏。

【组成】霜桑叶30g，菊花30g。

【用法】共以水熬透，去渣，再熬浓汁，少兑炼蜜收膏，每服9g，白开水冲服。

【评议】此方以膏为剂型，与前此同名丸剂交替服用，更易为病人接受。前同名丸剂有两方。方一是光绪三十一年七月二十七日，张仲元谨拟老佛爷明目延龄丸：霜桑叶6g，菊花6g，共研极细粉末，炼蜜为丸，如绿豆大，每服6g，用白开水送服。方二是光绪三十一年八月初七日，姚宝生谨拟老佛爷明目延龄丸：霜桑叶6g，菊花6g，羚羊角4.5g，生地6g，女贞子（研）6g，密蒙花4.5g，生牡蛎6g，泽泻3g，生白芍4.5g，枳壳（炒）4.5g，共研极细粉末，炼蜜为小丸，每服6g，用白开水送下。

# 二冬膏、梨膏

本膏是御医为慈禧开的补益膏方。《慈禧光绪医方选议》载：光绪二十五年八月三十日，谦和传熬二冬膏、梨膏。

【组成】天冬240g，麦冬240g。

【用法】水熬去渣，加川贝粉60g，炼蜜收膏。

【组成】鸭梨（去核）20个。

【用法】取汁，兑炼蜜收膏。

【评议】二冬膏治肺胃燥热，痰涩咳嗽。方出《张氏医通》。所谓冬主闭藏，门主开转，二冬所以消痰润肺，久服有补益功用。今人尚有贝母二冬膏，为加贝母、冰糖而成。梨膏，或称雪梨膏，可清肺热，润肺燥，生津降火。主治干咳久咳，咳嗽燥呛，咽喉干燥，失音气促，痰中带血，并能生津降火。或加萝卜汁，或加鲜藕汁，或加鲜茅根、鲜生地、柿霜，或加鲜麦冬汁，均为加强其润肺降火而施。

# 调气化饮膏

本膏是御医为慈禧开的补益膏方。《慈禧光绪医方选议》载：光绪×年四月初十日，调气化饮膏。

【组成】沙参60g，白术（炒）45g，茯苓60g，槟榔60g，三棱60g，木香30g，砂仁30g，苍术（炒）45g，厚朴（制）45g，陈皮45g，鸡内金（焙）45g，枳实（炒）45g，甘草（生）24g。

【用法】共以水熬透，去渣再熬浓，兑炼蜜为膏。每服12~15g，白水冲服，磁器盛之。

【评议】本方为香砂六君子汤与平胃散合方加减，加有枳实、鸡内金、三棱，有补有消，颇具特色。

# 理脾调中化湿膏

本膏是御医为慈禧开的补益膏方。《慈禧光绪医方选议》载：光绪×年四月初十日，张仲元、姚宝生谨拟老佛爷理脾调中化湿膏。

【组成】潞党参18g，生白术9g，炒白术9g，陈皮9g，姜汁黄连（研）6g，焦六曲12g，炒谷芽（研）12g，砂仁（研）9g，麦冬18g，茯苓18g，炙香附（研）12g，藿梗9g，炙甘草12g。

【用法】共以水煎透，去渣，再熬浓汁，少兑炼蜜为膏。每服1匙，白开水冲服。

【评议】本方由香砂六君子汤加减而成，加藿梗、神曲、谷芽与姜连，有利于醒脾消导。

## 健脾阳和膏

本膏是御医为慈禧开的补益膏方。《慈禧光绪医方选议》载：光绪×年×月×日，老佛爷健脾阳和膏。

【组成】党参60g，白术（炒）45g，茯苓（研）60g，枇杷叶（制，去毛）60g，枳壳45g，桔梗（苦）45g，木香（研）30g，草豆蔻（研）36g，三仙（炒黄）120g，辛夷30g，陈皮45g，紫苏叶45g，羌活45g。

【用法】共以水煮透熬，去渣，再熬浓，加炼蜜为膏，每用12g，白开水冲服。

【评议】此方阳和，是指健虚弱之脾阳，故皆温运脾阳之品，而无温补肾阳之药。

## 加减健脾阳和膏

本膏是御医为慈禧开的补益膏方。《慈禧光绪医方选议》载：光绪×年四月十四日，老佛爷加减健脾阳和膏。

【组成】党参60g，白术（炒）45g，茯苓（研）60g，枇杷叶（制，去毛）60g，陈皮45g，厚朴（姜制）45g，木香（研）30g，草豆蔻（研）45g，三仙（炒黄）120g，桔梗45g，苍术（炒）45g，紫苏叶45g。

【用法】共以水煮透，去渣，再熬浓，加炼蜜为膏，每用12g，白开水冲服。

【评议】本方在健脾阳和膏中去枳壳、辛夷、羌活，加苍术、厚朴，必是有需芳香化湿之证候。

## 清热养肝活络膏

本膏是御医为慈禧开的调补膏方。《慈禧光绪医方选议》载：光绪三十年三月二十七日，庄守和、姚宝生谨拟老佛爷清热养肝活络膏。

【组成】细生地15g，生白芍12g，酒当归12g，羚羊7.5g，明天麻6g，僵蚕（炒）9g，秦艽6g，橘红（老树）6g，川贝母（研）9g，枳壳（炒）6g，炒建曲9g，生甘草3g。

【用法】共以水煎透，去渣再熬浓汁，炼蜜为膏，每服9g，白开水冲服。

【评议】查光绪三十年三月西太后脉案，载有"头晕微疼，目不清爽"等症状。此方治此肝热不清，似颇合拍。

## 调中清热化湿膏

本膏是御医为慈禧开的调补膏方。《慈禧光绪医方选议》载：光绪×年四月二十六日，姚宝生谨拟老佛爷调中清热化湿膏。

【组成】茯苓（研）18g，陈皮9g，焦白术9g，藿梗9g，厚朴（炙）6g，大腹皮9g，酒黄连炭（研）6g，黄芩（酒炒）9g，白豆蔻仁（研）9g，香附（炙）12g，生白芍18g，泽泻12g。

【用法】并以水煎透，去渣，再熬浓汁，少兑炼蜜为膏。每服一匙，白开水冲服。

【评议】此膏实为藿香正气散去表药，加重清泄里热之味而成，于湿滞脾胃兼有里热之证，颇为合适。据载，西太后喜食肥甘厚味，湿热伤脾成饮，故而调中清热化湿之类膏方为常用之品。

## 养阴调中化饮膏

本膏是御医为慈禧开的补益膏方。《慈禧光绪医方选议》载：光绪×年十一月二十日，张仲元、姚实生姚宝生谨拟老佛爷养阴调中化饮膏。

【组成】西洋参（研）9g，朱茯神18g，柏子仁（去油）12g，川贝母（研）9g，生地12g，当归12g，陈皮9g，制香附9g，焦六曲12g，炒枳壳6g，焦山楂12g，姜汁黄连（研）4.5g。

【用法】并以水煎透，去渣，再熬浓汁，兑炼蜜为膏，每服3匙。

【评议】本方养阴健脾祛痰，内寓琼玉膏（方出《证治准绳》）方意。治火盛津枯，干咳，食滞纳呆，口渴思饮等肺胃积热，脾不健运之证。脾得健则运，湿不生痰，则饮可除，于老年阴虚夹饮者甚为适合。

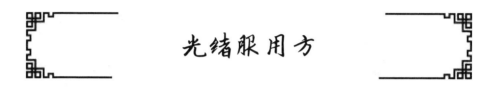

# 光绪服用方

## 加味枇杷膏

本膏是御医为光绪开的补益膏方。《慈禧光绪医方选议》载：光绪×年三月十七日，上交方。

【组成】枇杷叶（干鲜具可，如不咳嗽不用）50~60片，大梨（要深脐的，去皮心，切碎）2个，蜜（先熬滴水成珠，如大便溏泻不用）半杯，大枣（或黑圆枣，或徽枣均可）240g，建莲肉（不去皮）120g。

【用法】先将枇杷叶放锅内，用河水多煎几滚，取汤用绢淋清汁。其煎过之枇杷叶弃之不用。后将梨、枣、莲肉、蜜同放锅内，铺平，然后将枇杷叶煎的清汁淹满略高些，盖好，煮半枝线香翻转，再煮半支线香，用瓷罐收好，随意温食。其大枣煮熟时，乘热去皮。

【功用】此方专治气血两虚，身体羸瘦，四肢酸软，精神倦怠，腰疼脊痛，饮食减少。一切不足弱症并皆治之。

【评议】本方组成与目前市面所售之枇杷膏多不相同，个别地区（如沈阳）所制者虽与本方药味相同，但制法则较本方为简，此或因本药方专为光绪帝服用之故。光绪帝25岁左右便常感"肢体倦怠，坐立稍久则腰膝酸痛"，且"咽痛干咳"等症状叠相出现。枇杷膏具润肺健脾之功效，用之堪称药证合拍，久服当有补益之效用。

## 清嗽止渴抑火化饮膏

本膏是御医为光绪开的调补膏方。《慈禧光绪医方选议》载：光绪×年十月十四日，庄守和谨拟皇上清嗽止渴抑火化饮膏。

【组成】苏梗子9g，前胡9g，橘红6g，天花粉9g，霜桑叶9g，甘菊花9g，麦冬9g，赤茯苓9g，炒谷芽9g，神曲（炒）9g，竹茹6g，生甘草3g。

【用法】并以水煎透，去渣，再熬浓汁，况炼蜜为膏，每服2匙，白开水送服。

【评议】本方以苏梗、前胡宣肺止嗽，天花粉、麦冬止渴生津养阴，桑叶、菊花祛风清热，二陈汤化饮去湿，去半夏以防辛燥，加竹茹可以祛痰止呕，谷芽、神曲二味功专健脾而助除湿之力。用药宣补并重，正邪兼顾，庶可久服。

## 加竹沥梨膏

本膏是御医为光绪开的调补膏方。《慈禧光绪医方选议》载：光绪×年二月二十六日，加竹沥梨膏。

【组成】黄梨100个，鲜竹叶100片，鲜芦根30支，老树橘红20片，荸荠（浓汁）50个。

【评议】本方除用黄梨、荸荠养阴生津、润肺止嗽外，加入竹叶、芦根、橘红以清热化痰，作膏调服，对阴阳虚劳嗽者颇合适。

## 清热理脾除湿膏

本膏是御医为光绪开的补益膏方。《慈禧光绪医方选议》载：光绪八年九月十三日，杨安贵谨拟皇上清热理脾除湿膏。

【组成】茯苓15g，陈皮12g，白术12g，薏米（炒）15g，山药（炒）9g，石斛15g，麦冬12g，焦六曲6g，炒麦芽6g，焦山楂6g，扁豆（炒）15g，茵陈12g，菊花9g，甘草（生）6g。

**【用法】** 并以水煎透，去渣，加炼蜜成膏，每服6g，白开水冲服。

**【评议】** 本方旨在淡渗健脾，清热除湿。光绪八年，光绪帝尚幼，即已服药频频，其身体素质之差可以想见。

## 加减理脾清热除湿膏

本膏是御医为光绪开的补益膏方。《慈禧光绪医方选议》载：光绪二十八年六月二十日，庄河守和、佟文斌谨拟皇上理脾清热除湿膏。

**【组成】** 党参6g，白术（炒）9g，茯苓9g，砂仁3g，陈皮4.5g，建曲（炒）9g，石斛9g，扁豆9g，白芍（炒）4.5g，灶心土9g，薏苡仁（炒）9g，益元散6g，。

**【用法】** 共以水熬透，去渣，再熬浓汁，少加老蜜成膏，每服6g，白开水冲服。

**【说明】** 六月初四日节交小暑，详酌此方，去麦冬，加扁豆9g。六月二十日节交大暑，详酌此方，去归身，加灶心土9g。

**【评议】** 此方系仿五味异功散意，加淡渗利湿之品组成。拟方中充，亦缓图之意。惟方中加灶心土者，或取其有温中燥湿止呕之功，加白芍为滋润肝脾之力。方后有节交小暑去麦冬加扁豆，节交大暑去归身加灶心土等语，可知原方有麦冬、当归。同时，御医庄守和、佟文斌当初拟方之时，已考虑本方长期服用。对于节令变化易药为治的目的在于，时值长夏，暑湿渐重，故节交小暑去滋腻之麦冬，加淡渗之扁豆；节交大暑之时，再去当归，并加灶心土以助燥湿之力。立方遗药重视节气变化，考虑人与自然关系，是施方者高明之处，亦为效法处。

## 理脾养胃除湿膏

本膏是御医为光绪开的补益膏方。《慈禧光绪医方选议》载：光绪十年二月二十三日，范绍相、钟龄、全顺谨拟皇上理脾养胃除湿膏。

【组成】党参 6g，白术（炒）9g，茯苓 9g，莲肉 9g，薏米（炒）9g，扁豆 9g，藿梗 4.5g，建曲（炒）6g，麦芽（炒）9g，陈皮 4.5g，砂仁（研）3g，甘草 2.4g。

【用法】共以水熬透，去渣，再熬浓汁，少加炼蜜成膏，每服 6g，白开水冲服。

【说明】二月二十三日节交小暑，详酌此方，药味平妥，毋庸加减。

【评议】本方即参苓白术散化裁而来，去桔梗加神曲、麦芽，功专理脾；易山药加藿梗，是防滋腻。药性中和，无寒热偏胜之弊。于光绪帝脾胃虚弱，饮食不消病症至为合拍，故亦当常服。

## 理脾和胃除湿膏

本膏是御医为光绪开的补益膏方。《慈禧光绪医方选议》载：光绪十一年二月初四日，余文斌、全顺谨拟皇上理脾和胃除湿膏。

【组成】党参 4.5g，生白术 4.5g，茯苓 9g，薏米（生）9g，莲肉 9g，炒麦芽 9g，陈皮 3g，香附（炙）3g，当归（土炒）6g，枸杞子 6g，白芍（炒）4.5g，生地（次）6g。

【用法】共以水熬透，去渣，再熬浓汁，少兑炼蜜为膏，每服 6g，白开水冲服。

【说明】正月十九日，节交惊蛰，详酌此方，药味平妥，毋庸加减。二月初四日，节交春分，详酌此方，药味平妥，毋庸加减。

【评议】本方虽重理脾和胃，但寓八珍汤之意，惟因中州湿滞，故去甘草，因川芎辛湿升散，光绪素体阴虚，故减去以防耗阴。并佐以薏米淡渗除湿之品，复加枸杞子滋补肝肾，亦属固本之意。惟香附性虽平和，但苦燥亦能耗气，抑或固精不快，而以是药疏理肝气郁滞。综观方意，当为通补并行之方，功力和缓，宜于久服。故诸御医俱述此方药味平妥，纵节令更迭，仍可服用。

## 理脾和肝化湿膏

本膏是御医为光绪开的补益膏方。《慈禧光绪医方选议》载：光绪 × 年

×月×日，乾清宫传出皇上用理脾和肝化湿膏一料。

【组成】西洋参（研）9g，白术6g，杭白芍15g，玄参15g，化橘红9g，猪苓15g，泽泻9g，茯苓15g，旋覆花（包煎）9g，枳壳（炒）9g，川贝（研）9g，瓜蒌皮9g，菟丝饼15g，玉竹9g，菊花9g，桑白皮9g，莱菔子（研）9g，竹茹9g，鸡内金12g，三仙饮（各）9g。

【用法】上药以水煎透，去渣，再熬浓汁，兑蜜150g，每服3匙，白开水送下。

【评议】本方以理脾化湿为主，仿五味异功之意，旨在理脾。用五苓散去肉桂而淡渗利湿；以三仙饮、莱菔、枳壳、鸡内金助健脾和胃之力；桑白皮、瓜蒌皮清肺以利水之上源，并助川贝祛痰止咳之效；杭白芍、菊花、玄参、菟丝饼双理肝肾；玉竹、竹茹润燥止呕；旋覆花降逆和胃并可祛痰。倘长期服用，对脾虚湿蕴、肝肾不足者当有裨益。

## 加减清热除湿膏

本膏是御医为光绪开的调治膏方。《慈禧光绪医方选议》载：光绪二年七月十四日，李德昌敬谨拟皇上清热除湿膏加减。

【组成】连翘18g，龙胆草12g，焦三仙30g，赤茯苓18g，防风15g，桑白皮（生）12g，赤小豆15g，菊花15g，茵陈18g，黄芩12g，僵蚕（炒）12g，甘草（生）6g。

【用法】共以水熬透，去渣，加炼蜜为膏。每服6g，白开水冲服。

【说明】光绪四年七月二十一日，照原方减去黄芩、僵蚕，加茯苓18g，白术（炒焦）15g，陈皮12g，山药（炒）18g，合配一料。

【评议】肝胆脾胃多湿热之症，此方清肝热、化脾湿，炼蜜为膏缓服，亦属半疏半调之剂。大约药证相符，故光绪四年又用本方。不过热易除而湿难化，故转方减清热药而加健脾之品，可见御医之谨慎。

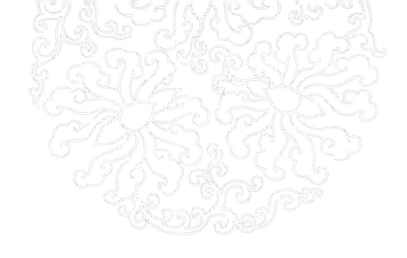

# 典籍集成方

本章含药典方集62首，医著方萃50首。

药典方集部分主要辑自《中国药典》《卫生部药品标准中药成方制剂》等国家药典及部颁标准以及《北京市药品标准》《上海市药品标准》《辽宁省药品标准》《河北省药品标准》等地方药品标准。

这些膏方有从古方延化而来，如贝母二冬膏，即由清代张璐《张氏医通》二冬膏加味，载入《四川省药品标准》的；妇科白带膏，来源于清代傅山的《傅青主女科》，收录于《湖北省药品标准》；连翘败毒膏，由明代王肯堂《证治准绳》中的连翘败毒散加减而成，被《天津市中成药规范》收载。更多的则是近代研究的膏方，如《浙江省药品标准》收录的大补药膏，《山东省药品标准》收录的山东阿胶膏，《江苏省药品标准》收录的止嗽定喘膏，《四川省药品标准》收录的贝母梨膏。

医著方萃和部颁收录了历代医书介绍的二仙膏、九仙薯蓣膏、人参款花膏、玉灵膏、助胃膏、调元百补膏、葆春膏、聚精膏等，均是有一定影响力的膏方。凡此，可望为膏方临床提供有益的借鉴。

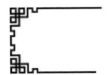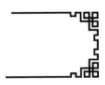

# 药典方集

## 十全大补膏

【组成】党参、炒白术、茯苓、炙甘草、当归、川芎、酒炒白芍、熟地黄、蜜炙黄芪、肉桂、蜂蜜。

【服法】一日2次，每次10~15g，温开水冲服，

【功用】温补气血。用于气血两虚，面色苍白，气短心悸，头晕自汗，体倦乏力，四肢不温，月经量多。

【禁忌】孕妇忌用；身体壮实不虚者忌服。

【贮藏】密封，置阴凉处。

【来源】十全大补丸方改变剂型。《卫生部药品标准中药成方制剂》《浙江省药品标准》。

## 八珍益母膏

【组成】鲜益母草、熟地黄、当归、川芎、人参、白芍、炒白术、茯苓、甘草。

【服法】一日2次，每次10g，温黄酒冲服。

【功用】补虚益气，养月调经。用于气血两亏，经血不调，直前错后，颜色不正。

【贮藏】密闭，防高热，置阴凉处。

【来源】明代张介宾《景岳全书》方。《黑龙江省药品标准》。

## 大补药膏

【组成】党参、炒白术、茯苓、炙甘草、当归、川芎、炙黄芪、炒白芍、炒杜仲、山药、熟地黄、制玉竹。

【服法】一日2次，每次15g，用温热水冲服。

【功用】补气养血，强身益体。用于气血两亏，体弱力衰，形容枯槁，病后失调。

【禁忌】有外邪者忌用。

【贮藏】密封，置阴凉处。

【来源】《浙江省药品标准》。

## 山东阿胶膏

【组成】阿胶、党参、黄芪、白术、枸杞子、白芍、甘草。

【服法】一日3次，每次20~25g，开水冲服。

【功用】养血止血，补虚润燥。用于气血不足，虚劳咳嗽，肺痿吐血，妇女崩漏，胎动不安。

【贮藏】密封，置阴凉处。

【来源】《中国药典》《山东省药品标准》。

## 止嗽定喘膏

【组成】白萝卜清膏、梨清膏、生姜、麻黄。

【服法】一日2次，每次10~15g，开水冲服。

【功用】润肺化痰，止咳平喘。用于外感风寒，痰热内蕴，咽喉干燥，咳嗽哮喘，痰多气急，咳甚呕恶。

【注意】高血压患者慎用。

【贮藏】密闭，置阴凉干燥处。

【来源】《江苏省药品标准》。

## 贝母二冬膏

【组成】川贝母、天冬、麦冬。

【服法】一日2次，每次9g，温开水冲服。

【功用】润肺止咳。用于阴虚肺燥，咳嗽咽干，痰少而黏。

【贮藏】密闭，置阴凉干燥处。

【来源】清代张璐《张氏医通》卷十六二冬膏方加味。《四川省药品标准》。

## 贝母梨膏

【组成】川贝母、梨膏。

【服法】一日2次，每次10~15g，温开水冲服。

【功用】润肺，止咳，化痰。用于咳嗽痰多，咯痰不爽，咽喉干痛。

【注意】便溏者忌服。

【贮藏】密闭，避光，防热，置阴凉干燥处。

【来源】《四川省药品标准》。

## 六味地黄膏

【组成】熟地黄、山茱肉（制）、牡丹皮、山药、茯苓、泽泻、炼蜜。

【服法】一日2次，每次10~15g，温开水冲服。

【功用】滋阴补肾。用于头晕耳鸣，腰膝酸软，遗精盗汗。

【注意】忌辛辣食物。感冒时暂停服用

【贮藏】密封，置阴凉处。

【来源】《卫生部药品标准中药成方制剂》。

## 气喘膏

【组成】麻黄、炙甘草、干姜、蒸五味子。

【服法】一日2次，每次9g，早晚开水冲服。

【功用】平喘，止咳，化痰。用于寒痰喘咳，老年慢性支气管炎。

【注意】高血压者慎用。

【贮藏】密闭，避光，防热，置阴凉干燥处。

【来源】《浙江省药品标准》。

## 双龙补膏

【组成】生晒参、黄芪、党参、白术、制黄精、仙鹤草、龙眼肉、熟地黄、制何首乌、丹参、白芍、枸杞子、麦冬、石斛、菟丝子、锁阳、淫羊藿、桑枝、刘寄奴、山楂、茯苓、陈皮。

【服法】一日2次，每次10~15g，开水冲服。宜早晚空腹时服用。

【功用】益气温阳，滋阴养血。用于肾亏体虚，神疲乏力，头晕眼花，腰膝酸软。

【注意】感冒、腹泻时暂停服用。

【贮藏】密封，置阴凉处。

【来源】《上海市药品标准》。

## 玉竹膏

【组成】玉竹。

【服法】一日2次，每次9~15g，温开水冲服。

【功用】滋阴润肺，宁心除烦。用于热病伤津，咽干口渴，气虚食少。

【贮藏】密封，置阴凉处。

【来源】《江苏省药品标准》。

【说明】《湖南省药品标准》用玉竹500g。做法，取玉竹酌予碎断，加水煎煮3次，取滤液浓缩至清膏。另取蔗糖500g制成糖浆，加入清膏，搅匀，继续浓缩至稠膏，约制成1100g。每日2次，一次15g。功能补中益气、润肺生津，适宜于治疗热病伤津、咽干口渴、肺痿干咳、气虚食少。

附案：黄澹翁医案。天长系卢觐扬左寸右关滑数，要防泄泻，问之已泻三日矣。今当一阴复生之始，当助脾阴，以资万物。丸方：石斛、百部、薏苡仁、山药、扁豆、芡实、黄芪、甘草、菟丝子、茯神、白术、紫河车、阿胶、莲子、玉竹膏。

## 宁嗽膏

【组成】赭石、蛤壳、煅瓦楞子、紫苏子、知母、枇杷叶、制桑白皮、制百部、南沙参、桑叶、制紫菀、白前、制麻黄、苦杏仁。

【服法】一日2次，每次15g，温开水送下。

【功用】止咳，理气，平喘。用于伤风感冒，咳嗽，气喘。

【贮藏】密闭，防热，置阴凉干燥处。

【来源】《江苏省药品标准》。

【说明】《古今医鉴》载有宁嗽膏，由天冬、杏仁、贝母、百部、百合、白术、款冬花、紫菀等组成，功能补肺清火，主治阴虚咳嗽、火动咯血。

## 仙鹤草膏

【组成】仙鹤草。

【服法】一日3次，每次9~15g，温开水冲服。

【功用】止血。用于内脏受伤引起的出血、咯血、衄血，以及子宫功能性出血。

【贮藏】密封，防热，置阴凉处。

【来源】《中药成方配本》《江苏省药品标准》。

## 加味八珍益母膏

【组成】鲜益母草、当归、川芎、人参、红花、赤芍、白术。

【服法】一日2次，每次10~15g，温开水冲服。

【功用】补气血，调经。用于妇女气血不足，腰痛腿软，月经不调，经闭，产后瘀血腹痛。

【贮藏】密闭，置阴凉干燥处。

【来源】《辽宁省药品标准》。

## 西瓜膏

【组成】西瓜、陈皮、石膏、清半夏、炒紫苏子、百合、甘草、炒苦杏仁、阿胶、五味子。

【服法】一日2次，每次15g，温开水冲服。

【功用】清热化痰，润肺止咳，生津止渴。用于肺热燥咳，咳嗽痰稠，甚则痰中带血，口燥咽干，胃热口渴。

【注意】外感风寒咳嗽忌服。

【贮藏】密封，防热，置阴凉处。

【来源】《天津市药品标准》。

## 当归养血膏

【组成】当归、熟地黄、白芍、川芎、党参、蜜炙黄芪、阿胶、茯苓、蜜炙甘草。

【服法】一日2次，每次15g，用温开水冲服。

【功用】滋补气血。用于气血亏虚，面色萎黄，眩晕乏力，肌肉消瘦，经闭，赤白带下。

【贮藏】密封，置阴凉处。

【来源】《福建省药品标准》。

## 当归黄精膏

【组成】当归、黄精。

【服法】一次15g，每日2次。

【功用】补气养血。用于调治白细胞减少症，证属气血两亏，身体虚弱、面黄肌瘦、腰腿无力、津液不足、倦怠少食。

【来源】《中药成药制剂》。

## 妇科白带膏

【组成】炒白术、苍术、党参、陈皮、山药、甘草、荆芥、柴胡、车前子、白芍。

【服法】一日2次，每次15g，饭后温开水送服。

【功用】健脾舒肝，除湿止带。用于脾虚湿盛，腰腿酸痛，白带不止。

【注意】忌生冷寒凉之品；忌恼怒生气。

【贮藏】密闭，置阴凉干燥处。

【来源】清代傅山《傅青主女科》方。《湖北省药品标准》。

## 妇科膏

【组成】石榴子、去粗皮肉桂、草豆蔻、干姜、荜茇、木香、紫硇砂、胡椒、去皮刺白蒺藜、小米辣。

【服法】一日1次，每次9g，早晨温开水冲服。

【功用】散寒行气，调经止痛。用于经期不准，腹胀肠鸣，腰腿沉痛。

【贮藏】密闭，置阴凉干燥处。

【来源】《甘肃省药品标准》。

## 连翘败毒膏

【组成】连翘、金银花、紫花、地丁、蒲公英、栀子、白芷、黄芩、赤芍、浙贝母、玄参、桔梗、木通、防风、白藓皮、甘草、蝉蜕、天花粉、大黄。

【服法】一日2次，每次15g，温开水送服。

【功用】清热解毒，消肿止痛。用于疮疖脓肿，灼热发烧，丹毒疮疹，疥癣痛痒。

【注意】孕妇忌服。凡阴性疮疽，或脾胃素虚者，不宜服用。

【贮藏】密封，防潮，置阴凉处。

【来源】明代王肯堂《证治准绳》连翘败毒散方加减。《天津市中成药规范》。

## 龟苓膏

【组成】龟甲、土茯苓、生地黄、金银花、绵茵陈、火麻仁、甘草等。

【服法】一日2次，每次20~40g。

【功用】滋阴润燥，降火除烦，清利湿热，凉血解毒。用于正虚邪实、阴虚热甚，虚烦，便秘，热淋，白浊，疖肿，赤白带下，皮肤瘙痒，疖疮红肿。

【来源】《中药成方制剂》。

## 阿胶三宝膏

【组成】阿胶、大枣、黄芪、蔗糖、饴糖。

【服法】一日2次，每次10g，开水冲服。

【功用】补气血，健脾胃。用于气短心悸，贫血崩漏，脾虚食少，体虚浮肿。

【贮藏】密封，置阴凉处。

【来源】《中国基本中成药》《山西省药品标准》。

## 阿胶补血膏

【组成】阿胶、熟地黄、党参、黄芪、枸杞子、白术。

【服法】一日2次，每次20g，温开水冲服。

【功用】滋阴补血，补中益气，健脾润肺。用于久病体虚，血亏目昏，虚劳咳嗽。

【贮藏】密封，置阴凉处。

【来源】《中国药典》《河南省药品标准》。

## 阿胶远志膏

【组成】阿胶、远志、酸枣仁等。

【服法】一日2次，于早晚各服1次，每次2匙，用沸水化开服用。家庭配制时，可取阿胶250g，远志50g，酸枣仁50g，加山楂150g，熬制成膏，保存于阴凉干燥处，按法服用。

【功用】宁心、安神、益智、健脑。用于防治失眠、记忆力衰退、老年痴呆等。

【来源】《全国中成药产品集》。

## 宸园枇杷叶膏

【组成】枇杷叶（去毛）、陈皮、干芦根、紫菀、麻黄、桔梗、杏仁水、甘草浸膏、蔗糖、饴糖。

【服法】一日4~5次，每次9~15g，温开水送服。

【功用】清宣肺气，化痰镇咳。用于风热感冒，咳嗽，气喘。

【注意】心脏病气喘，高血压患者忌服。

【贮藏】密封，防热，置阴凉处。

【来源】《浙江省药品标准》。

## 肝肾滋

【组成】枸杞子、党参、阿胶、黄芪、麦冬。

【服法】一日2次，每次10g，每早晚用开水冲服。

【功用】益肝明目，滋阴补肾。用于肾阴不足，气血两亏，目眩昏暗，心烦失眠，肢倦乏力，腰腿酸软。

【注意】高血压者忌服。

【贮藏】密封，置阴凉处。

【来源】《内蒙古药品标准》。

## 乳鹿膏

【组成】乳鹿、紫河车、黄芪、龙眼肉、地黄、升麻、干鹿肉、鹿角胶、党参、熟地黄、当归。

【服法】一日2次，每次10~20g，温开水冲服。

【功用】补气养血，益肾填精。用于体弱面黄，腰腹冷痛，月经不调，遗精阳痿。

【贮藏】密封，置阴凉干燥处。

【来源】《卫生部药品标准中药成方制剂》《北京市药品标准》。

## 鸡血藤膏

【组成】川牛膝、续断、红花、黑大豆、熟糯米粉、饴糖、滇鸡血藤粉。

【服法】一日2次，每次6~10g，将膏研碎，用水酒各半炖化服。

【功用】补血，活血，调经。用于血虚，手足麻木，关节酸痛，月经不调。

【注意】孕妇慎用。

【贮藏】密封，防潮，防蛀，置阴凉干燥处。

【来源】《中国药典》。

## 青果膏

【组成】鲜青果。

【服法】一日2次，每次9~15g，开水冲服。

【功用】清咽喉，化痰涎。用于咽喉红肿，咳嗽痰涎，口燥舌干，心烦胸痛。

【贮藏】密封，防热，置阴凉干燥处。

【来源】清代梁廉夫《不知医必要》青榄膏方。《天津市中成药规范》。

## 坤灵膏

【组成】制香附、甘草、白薇、益母草、黄芪、鸡冠花、麦冬、五味子、地黄、红花、木通、炒白术、赤石脂、茯苓、厚朴、肉苁蓉、酒炒白芍、荆芥、丹皮、阿胶、当归、藁本、红参、鹿角胶、川贝母、炒没药、砂仁、延胡索、盐制小茴香、龟甲胶、川芎、米醋、黄酒、制天南星、高良姜、君子仁、白芷、蜂蜜、红糖。

【服法】日2次，每次20g。

【功用】调经养血，化瘀生新。用于月经不调，腰酸腿痛，行经腹痛，产后恶露不净，崩漏不止。

【注意】孕妇忌用。

【贮藏】密闭，置阴凉干燥处。

【来源】又称调经膏。《辽宁省药品标准》《陕西省药品标准》。

## 枇杷叶膏

【组成】枇杷叶。

【服法】口服。一日2次，每次9~15g。

【功用】清肺润燥，止咳化痰。用于肺热燥咳，痰少咽干。

【贮藏】密封，防热，置阴凉处。

【来源】《中国药典》。

## 枇杷膏

【组成】枇杷叶、川贝母、莲子肉、天冬、麦冬、大枣、玄参。

【服法】一日2次，每次15g，温开水冲服。

【功用】清热，润肺，止嗽，化痰。用于虚热咳嗽，咽肿声哑，口干舌燥，痰中带血。

【注意】风寒咳嗽忌服。

【贮藏】密封，防热，置阴凉处。

【来源】《全国中药成药处方集》。

## 刺五加补膏

【组成】刺五加、枸杞子、五味子、黄芪、刺五加、五味子、枸杞子、黄芪、蜂蜜、饴糖。

【服法】一日3次，每次20g，热水冲服。

【功用】益气补肾，养心安神。用于心肾虚弱，气短乏力，不眠多梦，头晕健忘，腰膝酸软，阳痿遗精。

【贮藏】密封，置阴凉干燥处。

【来源】《黑龙江省药品标准》。

【说明】《中国药典》载有刺五加浸膏，原料：刺五加（粗粉）1000g，75%乙醇适量。做法：据取刺五加粗粉，加7倍量的75%乙醇，加热连续回流提取12小时，滤过，滤液回收乙醇，浓缩成浸膏50g，即得。一日3次，一次0.3~0.45g。

## 秋梨膏

【组成】秋梨、川贝母、麦冬、款冬花、百合、冰糖。

【服法】一日2次，每次10~20g，热开水冲服。

【功用】润肺止咳，生津利咽。用于阴虚肺热引起的咳嗽气短，痰少质黏，口燥咽干，喉痛声哑。

【注意】湿盛痰多不宜服用。

【贮藏】密封，防热，置阴凉处。

【来源】清代陈修园《医学从众录》雪梨膏方加减。《北京市药品标准》。

## 金樱子膏

【组成】金樱子。

【服法】一日2次，每次9~15g，温开水冲服。

【功用】补肾固精。用于肾气不足，遗精早泄，小便淋沥，妇女带下。

【注意】有湿热者慎服。感冒时暂停服用。

【贮藏】密封，置阴凉干燥处。

【来源】明朝王化贞《普门医品》卷十二金樱子煎方。《中华人民共和国卫生部药品标准中药成方制剂》《北京市药品标准》。

## 参芪膏

【组成】蜜炙党参、蜜炙黄芪。

【服法】口服，一日2次，每次9~15g，温开水冲服。

【功用】补脾益肺，益气养血。用于体虚气弱，四肢无力，面黄肌瘦，精神疲倦。

【贮藏】密封，置阴凉干燥处。

【来源】元代危亦林《世医得效方》人参黄芪汤方。《湖北省药品标准》。

【说明】《三因方》载有玉屑膏，原料：红参、生黄芪各等分。做法：将红参、生黄芪加工成粉末，过筛后备用；另取萝卜切作1指厚、3指大者5片，用蜜腌渍1小时后，放锅中炙熟，蘸取红参、生黄芪末6g吃下。每日1次，于空腹时服用。用于治疗腰脊酸痛，精神疲惫，尿频，尿后有余沥。

## 参茸鹿胎膏

【组成】红花、当归、杜仲炭、化橘红、盐茴香、川芎、醋制香附、肉桂、焦槟榔、制附子、焦山楂、续断、海螵蛸、牡丹皮、豆蔻、去芦人参、熟地黄、益母草炭、荆芥穗炭、炒莱菔子、银柴胡、姜制厚朴、炒麦芽、醋延胡索、盐吴茱萸、茯苓、牛膝、木瓜、鹿胎、丹参、炒桃仁、白芍、炒白术、泽泻、炒六神曲、赤芍、炒苍术、砂仁、乌药、醋龟甲、红花、木香、当归、甘草、山药、鹿茸、沉香、炼蜜。

【服法】一日2次，每次10g，空腹，红糖水或温开水送服。

【功用】调经活血，温宫止带，逐瘀生新。用于月经不调，行经腰腹疼痛，四肢无力，子宫寒冷，赤白带下，久不受孕，骨蒸劳热，产后腹痛。

【注意】孕妇忌服。

【贮藏】密封，置阴凉干燥处。

【来源】《吉林省药品标准》。

## 参鹿补膏

【组成】鸡血藤、女贞子、墨旱莲、仙鹤草、熟地黄、淫羊藿、制狗脊、麸炒白术、锁阳、党参、续断、干鹿肉、玉竹、人参。

【服法】一日2次，每次10~15g，开水冲服。

【功用】益气养血，补肾壮阳。用于精神疲乏，气血不足，腰膝酸软。

【贮藏】密封，置阴凉干燥处。

【来源】《天津市中成药规范》。

## 枸杞子膏

【组成】枸杞子、蔗糖。

【服法】一日2次，每次9~15g，开水冲服。

【功用】益肾生津，养肝明目。用于肝肾虚弱，腰膝酸软，头昏目眩。

【贮藏】密封，置阴凉干燥处。

【来源】《湖北省药品标准》。

【说明】《外台秘要》载有枸杞子膏，原料：枸杞子、生地黄、杏仁、人参、茯苓、天冬、牛髓、白蜜、酥。做法：杏仁去皮尖后，连同枸杞子、天冬、茯苓一并捣碎备用；另研捣生地黄取汁，然后将地黄汁、白蜜、牛髓、酥一并入锅煎，最后加入人参粉末，一并熬作稠膏，至入水不散为止。每日2次，每服2匙，用温酒化开服下。功能益心力，填骨髓。

## 养阴清肺膏

【组成】地黄、麦冬、玄参、川贝母、白芍、牡丹皮、薄荷、甘草。

【服法】一日2~3次，每次10~20ml，开水冲服。

【功用】养阴润燥，清肺利咽。用于阴虚肺燥，咽喉干痛，干咳少痰，或痰中带血。

【贮藏】密封，置阴凉处。

【来源】清代郑梅涧《重楼玉钥》养阴清肺汤原方。《中国药典》。

## 复方鸡血藤膏

【组成】鸡血藤膏粉、续断、川牛膝、红花、黑大豆。

【服法】一日2次，每次6~10g，用水、酒各半炖化服。

【功用】活血养血，益肾。用于瘀血阻络，肾失所养，月经不调，经水后错，经量少，有血块，腰酸，小腹下坠，手足麻木，关节酸痛。

【来源】《中国药典》。

## 复方枇杷叶膏

【组成】枇杷叶、车前草、百部、苦杏仁、桔梗、麻黄、浙贝母、甘草、薄荷油。

【服法】一日3次，每次9~15g，温开水冲服。

【功用】清肺，化痰，止咳。用于风热咳嗽，咽喉干燥，咯痰不爽。

【贮藏】密封，防热，置阴凉处。

【来源】《浙江省药品标准》。

## 复方梨膏

【组成】梨、枇杷叶、白芥子、百部、南沙参、紫菀、款冬花、玉竹、浙贝母、麻黄、苦杏仁、阿胶。

【服法】一日3~5次，每次20g，开水冲服。

【功用】养阴润肺，化痰止咳。用于阴虚久咳，肺燥咳嗽，病后虚咳，痰阻哮喘，痰中带血，唇干口燥。

【贮藏】密封，置阴凉处。

【来源】《卫生部药品标准中药成方制剂》《贵州省药品标准》。

## 🔲 | 莱阳梨膏

【组成】莱阳梨清膏、陈皮、法半夏、浙贝母、化橘红、蔗糖。

【服法】一日2次，每次15g，开水冲服。

【功用】润肺，化痰，止咳。用于肺燥咳嗽，干咳痰少，咯痰不爽。

【注意】外感咳嗽者忌服。

【贮藏】密封，防热，置阴凉处

【来源】《山东省药品标准》。

## 🔲 | 夏枯草膏

【组成】夏枯草。

【服法】一日2次，每次9g，温开水送下。

【功用】清火，明目，散结，消肿。用于头痛眩晕，瘰疬瘿瘤，乳痈肿痛，现代用于甲状腺肿大、淋巴结结核、乳腺增生、高血压。

【注意】感冒时暂停服用。体虚者慎用。

【贮藏】密闭，防高热，置阴凉处。

【来源】明代王肯堂《证治准绳》夏枯草汤方。《中国药典》。

## 🔲 | 党参膏

【组成】党参、黄芪、升麻、龙眼肉、生地、熟地、当归、紫河车、炼蜜。

【服法】一日2次，每服1匙，用开水冲服。

【功用】大补气血，健脾养胃。用于气血亏虚，脾胃虚弱，肢体酸软，精神疲倦。

【来源】《北京市中药成方选集》。

## 益母草膏

【组成】益母草。

【功用】活血调经。用于闭经，痛经，产后瘀血腹痛。

【服法】一日1~2次，每次10g，温开水送服。

【禁忌】孕妇禁用。

【贮藏】密封，避光，防热，置阴凉处。

【来源】清代陶承熹《惠直堂经验方》益母膏方。《中国药典》。

## 益胃膏

【组成】白芍、红藤、甘草、乌药、木香、陈皮、蒲公英。

【服法】一日3次，每次12g，开水冲服。

【功用】和胃缓急，理气止痛。用于胃及十二指肠溃疡病及慢性胃炎。

【来源】《中药成药制剂》。

## 益寿长春膏

【组成】紫河车、黄精、天冬、麦冬、熟地黄、牛骨髓。

【服法】一日2次，每次1匙，用开水冲服。

【功用】填精补髓，润肺和胃。用于精亏血少，筋骨痿软，面色憔悴。

【来源】《中药成药制剂》。

## 健身长春膏

【组成】红参、蜜炙黄芪、茯苓、炒白术、炒白芍、蜜炙甘草、熟地黄、酒洗当归、川芎、枸杞、制何首乌、制女贞子、桑葚、陈皮、制半夏。

【服法】一日3次，每次9~15g，饭前开水化服。

【功用】补气血，养肝肾。用于气血不足，肝肾阴虚，神疲乏力，头晕眼花，耳鸣心悸，失眠，记忆力减退。

【注意】感冒时暂停服用。

【贮藏】密封，置阴凉干燥处。

【来源】《上海市药品标准》。

## 桑葚膏

【组成】桑葚、砂糖。

【服法】一日1~2次，每次6~9g，用温开水冲服。

【功用】养血润燥。用于血虚生风，血痹风痹，肝肾两亏，腰膝酸软，老年肠枯，大便秘结。

【注意】感冒时暂停服用。

【贮藏】密封，置阴凉干燥处。

【来源】金代刘完素《素问病机气宜保命集》称其为文武膏。《上海市药品标准》。

## 桑葚蜜

【组成】桑葚蜜浸膏、蜂蜜。

【服法】一日2次，每次10g，开水冲服。

【功用】滋润，补肝，生津，利水。用于神经衰弱。

【来源】《湖北省药品标准》。

## 通宣理肺膏

【组成】紫苏叶、麻黄、光杏仁、桔梗、制半夏、炒枳壳、生桑白皮、葛根、广陈皮、百合、款冬花、浙贝母、生石膏、前胡、甘草。

【服法】一日2次，每次15g，白开水冲服。

【功用】解表散寒，宣肺止嗽。用于风寒感冒咳嗽，咯痰不畅，发热恶寒，鼻塞流涕，头痛无汗，肢体酸痛。

【来源】《江苏省药品标准》。

## 鹿胎膏

【组成】鹿胎、鹿角胶、茯苓、当归、甘草、酒炒白芍、熟地黄、炒白术、人参、川芎。

【服法】一日2次，每次5g，炖化，黄酒或温开水送服。

【功用】养血益气，调经散寒。用于冲任虚损，腰腿酸痛，经血不调，脐腹冷痛，气血虚弱，心悸头眩，气短乏力，身体瘦弱。

【注意】忌生冷食物。

【贮藏】密闭，置阴凉干燥处。

【来源】《全国中药成药处方集》《黑龙江省药品标准》。

## 清金止嗽西瓜膏

【组成】西瓜、桔梗、蜜炙罂粟壳、茯苓、蜜炙枇杷叶、清半夏、甘草、卜萝卜、紫苏叶、麦冬、蜜炙桑白皮、麸炒枳壳、醋炙五味子、化橘红、川贝母、炒苦杏仁、麻黄、生姜、瓜蒌皮、薄荷、款冬花、地黄。

【服法】一日2~3次，每次10~20g，热开水冲服。

【功用】润肺止嗽，化痰定喘。用于肺经燥热，咳嗽痰少，久嗽不止，喘息胸闷，口干舌燥，咽喉痒痛。

【贮藏】密封，置阴凉干燥处。

【来源】《北京市药品标准》。

## 清热凉血膏

【组成】黄芩、地黄。

【服法】一日2次，每次15g，温开水冲服。

【功用】清热，凉血，滋阴。用于孕妇上焦火盛，头晕目眩，耳鸣牙痛，口舌生疮，血热子烦。

【注意】痰湿气郁之子烦者忌服。

【贮藏】密封，防热，置阴凉干燥处。

【来源】《中药成方制剂》《中国药典》。

## 清瘟解毒膏

【组成】羌活、白芷、防风、川芎、葛根、柴胡、炒牛蒡子、连翘、黄芩、大青叶、桔梗、玄参、天花粉、赤芍、淡竹叶、甘草。

【服法】一日2次，每次15g，开水冲服。

【功用】散风解表，清瘟解毒。用于外感时疫瘟邪引起的头痛身热，无汗恶寒，四肢酸痛，口苦咽干，痄腮肿痛。

【贮藏】密封，防热，置阴凉处。

【来源】《天津市药品标准》。

## 银翘解毒膏

【组成】金银花、连翘、桔梗、薄荷、淡豆豉、淡竹叶、炒牛蒡子、荆芥、甘草。

【服法】一日3次，每次6g，白开水冲服。

【功用】辛凉解表，清热解毒。用于风热感冒，发热头痛，咳嗽口干，咽喉痛。

【贮藏】密封，防潮，置阴凉处。

【来源】清代吴鞠通《温病条辨》方。《丸散膏丹成药验方》《贵州省药品标准》。

## 添精补肾膏

【组成】鹿角胶、肉苁蓉、巴戟肉、锁阳、杜仲、淫羊藿、党参、炙黄芪、熟地黄、当归、枸杞子、制远志、狗脊、龟甲胶、茯苓、酒肉苁蓉等。

【服法】一日2次，每次9ml，或遵医嘱。

【功用】温肾助阳，补益精血。用于肾阳亏虚，精血不足，腰膝酸软，精神萎靡，畏寒怕冷，阳痿遗精。

【来源】《中华人民共和国药典》。

## 稚儿灵膏滋

【组成】党参、太子参、南沙参、地黄、制何首乌、白术（麸炒）、当归、白芍（麸炒）、黑大豆、木香、白扁豆、山药、仙鹤草、功劳叶、茯苓、五味子（制）、石菖蒲、浮小麦、甘草（蜜炙）、牡蛎（煅）、陈皮、远志（制）、大枣。

【服法】开水冲服，一日2次，每次9~15g。

【功用】益气健脾，补脑强身。用于小儿厌食，面黄体弱，夜寝不宁，睡后盗汗等症。

【贮藏】密封，置阴凉处。

【来源】《中成药手册》。

## 熟地膏

【组成】熟地。

【服法】一日2次，每次9~15g，开水冲服。

【功用】滋阴补肾，添精益髓。用于血虚发热，精髓不充，腰腿酸软。

【来源】《北京市中药成方选集》。

## 镇惊膏

【组成】大黄、天竺黄、甘草、全蝎、钩藤、薄荷、胆星、橘红、朱砂。

【服法】一日1~2次，1岁以内小儿每次服1.5g，2岁以上者每次服3g，白开水冲服。

【功用】散风，解热，镇惊。用于小儿急热惊风，咳嗽，呕吐痰涎，昏迷不醒，面红身热，惊痫抽动，烦躁口渴，大便秘结。

【贮藏】密封，置阴凉干燥处。

【来源】《天津市药品标准》。

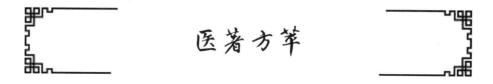

# 医著方荟

## 🔲 | 二仙膏

【组成】百合、蜜、梨汁。

【服法】一日2次，一次取2匙，用开水冲化服用。

【功用】润肺清热。用于治疗干咳少痰，口咽干燥，大便干燥。

【来源】《朱氏集验方》。

## 🔲 | 九仙薯蓣膏

【组成】山药、杏仁、鲜牛乳。

【服法】一日2~3次，每于食前取1匙，用温开水化开饮用。

【功用】健脾益肺，润燥泽肤，健脑益智。用于虚劳羸瘦，短气咳逆，神疲倦怠，大便秘结。

【来源】《圣惠方》。

## 🔲 | 九转长生神鼎玉液膏

【组成】白术、苍术、炼蜜。

【服法】一日2次，一次9g，用开水冲化服用。

【功用】轻身延年，悦泽颜色。

【来源】《遵生八笺》。

【说明】本膏做法：先将二药捣碎，加水浸1日夜，用砂锅煎汁1次，收起再煎1次，将两次药汁用小火浓缩，加蜂蜜炼成膏，磁罐盛贮。方中除了两药外，还有八个步骤的加药做法，故名曰九转。二转加人参，三转加黄精，四转加茯苓、远志，五转加当归，六转加鹿茸、麋茸，七转加琥珀，八转加酸枣仁，九转加柏子仁。

## 人参款花膏

【组成】人参、款冬花、麻黄、桔梗、甘草、杏仁、炒葶苈子、知母、贝母、乌梅各等分。

【服法】一日3次，一次1匙，用开水冲服。

【功用】主治多年咳嗽不愈。

【来源】《奇效良方》。

【说明】本方原方以膏命名，实为丸药，加工服法为"丸如弹子大，每次含化1丸"。

## 人参煎

【组成】生晒参、葛根、蜂蜜。

【服法】一日3次，一次1匙，用沸水化开服用。

【功用】益气升阳。用于治疗肢体倦怠，食欲不振，口渴时时欲饮，大便溏泻，小便短少。

【来源】《圣济总录》。

【说明】本方虽名煎，实是膏方。加工有特殊要求：生晒参、葛根分别加工成粗末，放猪肉汤3碗浸透，煎煮1小时，倒出煎汁后再加水煎煮一次；然后，混合2次药汁备用；另将蜂蜜放锅中熬熟，倒入药汁中，一并熬煮，边熬边不住手搅动，至膏稠滴水不散时停火，待凉后装瓶。

## 上党参膏

【组成】党参500g，北沙参250g，龙眼肉125g，蜂蜜500g。

【服法】每日2次，一次2匙，开水化开，于空腹时服用。

【功用】补元气，益心智，开声音，助筋力。用于精神疲乏，精力衰减，注意力难以集中，记忆力下降，头晕目糊，心悸不宁。

【来源】《得配本草》。

## 天冬蜜膏

【组成】天冬、白茯苓、白蜜、白羊脂、黄酒。

【服法】每日2次，每次取1匙，温开水化服。

【功用】健脾润肺，滋阴补脑，润肤泽枯，通利二便。用于虚羸疲乏，眩晕健忘，纳差口干，咳嗽少痰，肠燥便干，或兼皮肤燥裂。

【注意】脾胃虚寒，腹胀便泻者，不宜服食。

【来源】《圣济总录》。

【说明】熬膏时，取天冬、茯苓同置锅内，加黄酒，并加水2000ml，文火煎2小时，滤出药液。用文火熬煎至汁浓，加入白羊脂、白蜜，慢火煎煮，边熬边搅，掠去浮沫，浓缩成膏。

## 专翕大生膏

【组成】熟地黄、芡实、人参、茯苓、鲍鱼、海参、白芍、麦冬、莲子、阿胶、龟甲胶、鳖甲胶、牡蛎、猪骨髓、沙苑蒺藜、白蜜、枸杞子、五味子、羊腰子、鸡子黄、乌骨鸡。

【服法】一日3次，每次服6g，渐加至9g。

【功用】主治燥久伤及肝肾之阴，上盛下虚，昼凉夜热，成于咳，或不咳，甚则痉厥者。肝虚而热者，加天冬、桑寄生、鹿茸。

【来源】《温病条辨》。

## 牛髓膏

【组成】黄精、干地黄、天冬、牛髓、冰糖。

【服法】一日2次，早、晚于食前空腹取1匙，用温开水化开服下。

【功用】补肾益精，健脑益智。适于脑力劳动者服用。

【来源】《医方类聚》引《寿域神方》。

## 玉灵膏

【组成】龙眼肉、西洋参、白糖。

【功能】大补气血。清代医家王孟英称它为代参膏，力胜参芪。

【服法】一日早晚各1次，每取1匙，用滚开水化开服用。

【说明】本膏做法，西洋参烘干，研为细末；龙眼肉捣烂，加入西洋参粉末、白糖，一并拌匀，放密封的瓷器内，隔水用文火蒸2小时。现代叫龙眼洋参膏，用于虚劳衰弱，失眠健忘，神经衰弱，心悸怔忡，肺虚久咳，虚热烦倦及孕妇产前产后滋补等。

【来源】《随息居饮食谱》。

## 石斛膏

【组成】石斛、怀牛膝、桂心、杜仲、川断、白茯苓、菟丝子、枸杞子、五味子、山茱萸、黄芪、防风、肉苁蓉、远志、人参、天冬、熟地黄。

【服法】一日2次，每次1匙，开水冲服。

【功用】补虚疗损。用于调治劳损虚弱，四肢羸瘦，心中虚烦，食饮无味，肢节多疼，脚腰无力，夜多盗汗，小便赤黄。

【来源】《圣惠方》。

## 宁志膏

【组成】红参、酸枣仁、朱砂、乳香。

【用法】一日2次，每次1匙，用温酒送下。也可取大枣5枚，加水煮熟，用大枣汤送下，并吃大枣。

【功用】养心安神益智。用于治疗老年性痴呆，心悸不宁，心神恍惚，睡卧不安，噩梦纷纭，惊恐不宁，遇事易忘。

【来源】《和剂局方》。

## 仙酥丹

【组成】莲肉、柏子仁、枣肉、酥油、白蜜、杏仁、核桃肉、砂仁、炼蜜。

【服法】每服2次，一次3匙，于早、晚空腹时用温酒调服，或用开水调服。

【功用】补虚损，驻容颜。用于心肾不足，失眠易醒，腰酸脚弱，大便干燥，面色无华。

【来源】《扶寿精方》。

## 白术膏

【组成】白术、蜂蜜。

【服法】白术放锅中，加水煎3次，加蜂蜜熬膏。一次取2匙，用开水冲服。

【功用】滋养补虚。用于慢性腹泻。

【来源】《千金良方》。

【说明】朱丹溪《格致余论》载："东阳吴子，方年五十，形肥味厚，且多忧怒，脉常沉涩。自春来得痰气病，医认为虚寒，率与燥热香窜之剂。至四月间，两足弱，气上冲，饮食减，召我治之。予曰：此热郁而脾虚，痿厥之证作矣。形肥而脉沉，未是死证，但药邪太盛，当此火旺，实难求生。且与竹沥下白术膏，尽二斤，气降食进。"又，《医学入门》中载有白术膏，原料用白术500g，陈皮120g，主治脾胃不和、饮食无味、大便泄泻。

## 地黄膏

【组成】鲜地黄汁、当归、芍药、枸杞子、天冬、麦冬、莲肉、地骨皮、川芎、丹皮、知母、人参、甘草。

【服法】一日2次，每次1匙，用沸水化开服用。

【功用】滋阴降火，养血清肝。用于精血亏损，头晕目眩，耳鸣耳聋，面色少华，腰膝酸软，精稀液少，血精。

【说明】《景岳全书》。

## 当归膏

【组成】当归、薏仁、白术、芍药、生地黄、山药、莲肉、茯苓、陈皮、枸杞子、人参、甘草。

【服法】一日2次，每次1匙，用开水冲化服用。

【功用】养血和中。主治脾胃虚弱。

【来源】《医统大全》。

【说明】原书强调对证加减和因时制宜，人参脉微者倍之。上药加水，煎取浓汁，加熟蜜，冬用120g，春用150g，夏秋用180g，依法再熬。内外俱热如蒸加青蒿、银柴胡、胡黄连，内热蒸者加地骨皮、牡丹皮、知母，妇女加童便浸香附子、乌药、玄胡，男女胃脘痛加草豆蔻，寒加肉桂，虚火阵阵作痛加炒山栀，头昏目晕加天麻、钟乳石，头虚痛加川芎，咳嗽加贝母、紫菀、五味子，肺热加麦冬、天冬、桔梗、百部，足膝酸软加牛膝、石斛，腰背痛加杜仲、橘核。

## 汤氏方助胃膏

【组成】山药、人参、白术、茯苓、甘草、丁香、木香、肉豆蔻、白豆蔻、砂仁。

【服法】一日2次，按年龄大小，1岁服1丸，2岁服2丸，以此类推。

【功用】暖脾胃，健中运。用于虚寒胃肠病。

【来源】《医方大成》。

## 坎离膏

【组成】黄柏、知母、核桃肉、蜂蜜、生地黄、熟地黄、天冬、麦冬、杏仁。

【服法】一日3次，每次于空腹时服3~5匙，用侧柏叶汤调服。

【功用】养阴清火。用于劳瘵发热，阴虚火动，咳嗽吐血，唾血、咯血、咳血、衄血，心慌，喘急，盗汗，大便秘结。

【来源】《万病回春》。

## 助胃膏

【组成】山药、木瓜、人参、白术、甘草、小茴香、乌梅肉、白豆蔻仁、砂仁、檀香。

【服法】一日3次，每次10g，空腹时嚼服，或用温水冲服。

【功用】助胃生津。用于小儿胃气虚弱，津液不足，食欲不振，口渴。

【来源】《洪氏集验方》。

## 补天膏

【组成】山茱萸、核桃肉、龙眼肉、人参、沙参、天冬、阿胶、白术、当归、生地、牛膝、沉香、紫河车、黍米金丹（即小儿出世口内大血珠）。

【服法】上药加工成细粉，过筛取粉，以桑树柴文武火煎熬成膏，不拘时服。

【功用】补肾益精。用于肾气不足，下元虚乏，脐腹疼痛，脚膝缓弱，肢体倦怠，面色萎黄，腰疼背胀。

【来源】《玉案》。

## 补肾养心核桃膏

【组成】核桃肉、黑芝麻、女贞子、生地、冰糖、蜂蜜、柏子仁、龟板、料酒。

【服法】一日2次，每次1~2匙，用热米汤或开水化开服食。

【功用】滋阴补肾，宁心火，养心血，润五脏。用于肾水亏，肾阳不足，腰膝酸痛，心悸失眠等。

【来源】《补药吃对才健康》。

## 补真膏

【组成】人参、山药、芡实、莲肉、大枣、杏仁、核桃肉、真沉香、蜂蜜、真酥油。

【服法】一日2次，于清晨时用滚水调服数匙，临卧时再服一次。

【功用】大补真元。

【说明】《万病回春》

## 补精膏

【组成】山药、牛髓、核桃肉、杏仁、蜂蜜。

【服法】一日2~3次，每次取1匙，滚开水化开，空腹吃下。

【功用】壮元益精，助胃润肺，健脑益智。用于肺肾不足，腰膝酸软，咳喘短气，眩晕健忘，大便虚秘。

【来源】《瑞竹堂经验方》。

## 龟角方

【组成】龟甲胶、鹿角胶。

【服法】一日2次，于饭前服用。

【功用】阴阳两补，生精血，强筋骨。用于阴阳两亏，腿胫大肉渐脱，膝胫痿弱不能久立，甚至步履全废，小儿发育缓慢，成人未老先衰。

【来源】《医学正传》。

## 灵乌二仁膏

【组成】灵芝、何首乌、核桃仁、薏苡仁、蜂蜜。

【服法】一日2次，每次10ml，温开水送服。

【功用】滋养肝肾，补益精血，调和脾肺。用于肝肾阴虚，精血亏损，症见头晕头痛，失眠多梦，心悸健忘，大便不畅，或兼咳喘。临床用于高血压痛、冠心病、脑动脉硬化、脂肪肝及高胆固醇血症等。

【来源】《医方新解》。

## 枇杷虫草膏

【组成】冬虫夏草、川贝母、陈皮、枇杷叶、炼蜜。

【服法】一日3次，每次取1匙，兑入温开水中饮服。

【功用】润肺，祛痰，止咳。用于慢性支气管炎。

【来源】《补药吃对才健康》。

## 河车阿胶膏

【组成】紫河车、大枣、黑芝麻、核桃肉、龙眼肉、阿胶、冰糖。

【服法】每日早、晚各1次，一次1匙，用开水冲服。

【功用】补肝肾，养精血，润肤美容。用于调治肝肾精血不足，面色少华，妇人月经不调、崩漏、带下，男子腰膝酸软、早泄、遗精。

【来源】《补药吃对才健康》。

# 金樱莲子膏

【组成】山药、金樱子、莲子、芡实、薏苡仁、蜂蜜。

【服法】一日2次，早晚各取1匙，用开水冲服。

【功用】养心益肾，止咳定喘，缩尿止泻。用于中老年人肾虚遗精，小便频数，脾虚泄泻，肺虚咳嗽。

【来源】《山药治百病》。

# 参燕百补膏

【组成】人参须、燕窝、党参、麦冬、玉竹、茯苓、女贞子、杜仲、浙贝、使君子、桑葚、煅牡蛎、罂粟壳、炙甘草、陈皮、鹤虱、沉香、红枣、冰糖。

【服法】一日2次，于早晚用开水冲化服用。

【功用】益髓添精，壮水制火，补气养血，宁心滋肾。用于病后身体衰弱，诸虚百损，劳伤咳嗽，腰膝酸软，心悸不寐，头晕耳鸣，阳痿遗精，妇女带下。

【来源】《中国医学大辞典》。

【说明】本方丸膏兼宜，"春夏宜丸，秋冬宜膏"。

# 茯苓膏

【组成】当归、白蒺藜、羌活、生地、熟地、甘草（去皮）、连翘、木通、土茯苓。

【用法】一日3次，每次1匙，用开水冲化服用。原载：每服1大酒盅，日3次，轻者5~6料，重者10料痊愈。

【功用】凉血解毒。用于杨梅疮，风毒。

【来源】《景岳全书》。

## 枸杞地黄膏

【组成】鲜地黄、麦冬、枸杞子、地骨皮、知母、生晒参、炙甘草。

【服法】一日2次，每次1匙，用温水化开服用。

【功用】滋阴降火。适宜于阴虚内火盛者养阴保健。

【来源】《补药吃对才健康》。

## 黄芪膏

【组成】生黄芪、生石膏、鲜茅根、生怀山药、甘草、蜂蜜。

【服法】一天3次，于三餐食后用开水冲服。

【功用】补肺健脾。用于肺脾虚弱，精神疲乏，气短懒言，咳逆不适，饮食不思，痰黏口干，潮热心烦。

【来源】《医学衷中参西录》。

## 黄精膏

【组成】制黄精、干姜、肉桂。

【服法】一日2次，每次1匙，于空腹时用开水冲服。

【功用】脱旧皮，颜色变少，花容有异，鬓发更改，延年不老。（孙思邈语）

【来源】《千金要方》。

## 莲肉粳米膏

【组成】莲子肉、粳米、赤砂糖。

【服法】一日3次，一次2匙，用开水化服。

【功用】补脾养胃，固肠止痢。用于脾虚胃弱，食欲不振，久痢久泻。

【来源】《补药吃对才健康》。

# 桂圆红枣阿胶膏

【组成】阿胶、枸杞子、龙眼肉、红枣、黄酒、冰糖。

【服法】一日1次，用温开水烊化服用。

【功用】用于妊娠胎动不安，睡眠不实。

【来源】《补药吃对才健康》。

# 桑葚二至膏

【组成】桑葚、女贞子、墨旱莲、蜂蜜。

【服法】一日2次，一次1匙，空腹时用开水冲化服用。

【功用】补肝肾，益阴血。用于肝肾不足，腰膝酸软，须发早白。

【来源】《医方集解》。

# 调元百补膏

【组成】生地黄、枸杞子、炒白芍、茯苓、怀山药、麦冬、酒当归、熟地黄、人参、地骨皮、莲肉、贝母、甘草、白术、五味子、炒薏苡仁、琥珀。

【服法】一日2次，每服30ml，开水调下。

【功用】养血和中，宁嗽化痰，退热定喘，除泻止渴。用于五劳七伤，诸虚劳极，元气不足，脾胃虚弱。

【说明】《寿世保元》。

# 润肠膏

【组成】新鲜威灵仙、生姜、白砂蜜、真麻油。

【服法】每日不计次数，冲入开水，时时服用。

【功用】用于膈噎，大便燥结，饮食良久复出，及朝食暮吐，暮食朝吐。

【来源】《医学正传》。

## 振痿膏

【组成】阿胶、仙灵脾、巴戟肉、薏苡仁、杜仲、补骨脂、党参、黄芪、核桃肉。

【服法】一日3次，于早、中、晚各服1次，每次取1匙，用温开水化开服下。

【功用】温肾益精，健脾益气。用于肝肾精血亏损，脾虚气弱，腰膝酸软，步履维艰，肌肉萎缩，肌肤麻木。

【来源】《补药吃对才健康》。

## 萸肉阿胶膏

【组成】阿胶、山萸肉、枸杞子、五味子、黄酒、冰糖。

【服法】一日2次，每次取1匙，用沸开水化开服下。

【功用】治疗小儿遗尿。

【来源】《补药吃对才健康》。

## 鹿角胶煎

【组成】鹿角胶、苏子、杏仁、浙贝母、百合、赤茯苓、紫菀、生地黄汁、牛酥、生姜汁、白蜜。

【服法】一日3次，每次1匙，食后含服。

【功用】用于久咳伤肺。

【来源】《圣惠方》。

## 鹿茸膏

【组成】鹿茸、鹿角胶、红参、枸杞子、当归、熟地黄、白术、茯苓、川芎、白芍、香附、甘草、益母草膏。

【服法】一日2次，一次1匙，于早、晚空腹时用温开水化开服下。

【功用】调经养血，补肾益精。用于气血两亏，体弱无力，腰膝酸软，头昏耳鸣，妇女月经不调、不孕。

【来源】《补药吃对才健康》。

## 鹿肾膏

【组成】鹿肾、阿胶、冰糖。

【服法】一口2次，每次1匙，用温开水调下。

【功用】温肾壮阳，添精补肾。用于肾阳虚衰，阳痿不育，宫寒不孕，腰膝酸痛，耳鸣，耳聋。

【来源】《中国医学大辞典》。

## 清火永真膏

【组成】生地黄、天冬、款冬花、白蜜、五味子。

【服法】一日2次，开水冲服。

【功用】用于阴虚咳嗽，火动咯血。

【来源】《古今医鉴》。

## 清肺抑火膏

【组成】黄芩、栀子、知母、浙贝母、黄柏、苦参、桔梗、前胡、天花粉、大黄。

【服法】一日2次，每次15g，温开水冲服。

【功用】清肺止咳，降火生津，化痰通便。用于肺热咳嗽，痰黄稠黏，口干咽痛，大便干燥。

【禁忌】风寒咳嗽忌服；孕妇忌服。

【来源】明代龚廷贤《寿世保元》清咽抑火汤方加减。

## 琼脂膏

【组成】生地黄、白沙蜜、鹿角胶、真酥油、生姜。

【服法】一日2次，每次1匙，于空腹时用温酒调下。

【功用】滋阴补血。用于阴亏血虚，皮肤枯燥，消渴。

【来源】《医学正传》。

## 葆春膏

【组成】灵芝、黄芪、枇杷叶、稻芽、麦芽、丹参、鸡血藤、南沙参、牡蛎、北沙参、续断、地黄、生晒参、淡菜、制香附、桑葚、制女贞子、虎杖、陈皮、当归、淫羊藿、制远志、甘松、制五味子、九节菖蒲、珍珠粉、砂糖、蜂蜜。

【服法】一日2次，每次服15g，白开水冲服。

【功用】安神健脑，补益气血，协调阴阳，醒胃益肾，强身健体。用于气血两亏，产后虚弱，病后失调，失眠、头晕、盗汗、腰膝酸软等。

【来源】《补药吃对才健康》。

## 锁阳苁蓉膏

【组成】锁阳、苁蓉、炼蜜。

【服法】一日3次，每次1~2匙。

【功用】补肾阳，益精血，润肠通便。用于肾阳虚，精血不足，阳痿腰酸，或肠燥便秘。

【来源】《本草求真》。

## 滋阴清化膏

【组成】生地黄、熟地黄、天冬、麦冬、白茯苓、山药、枸杞子、白芍药、黄柏、知母、玄参、薏苡仁、五味子、生甘草。

【服法】一日1次，于空腹时含化咽下。

【功用】清痰火，滋化源。用于阴虚火动，咳嗽不止。

【说明】盗汗加蜜炙黄芪，痰嗽甚加陈皮、贝母。

【来源】《万病回春》。

## 聚精膏

【组成】黄鱼鳔胶、沙苑蒺藜、五味子。

【服法】一日1次，于临睡时服3匙，淡盐开水送下。

【功用】益肾固精。用于肾虚封藏不固，梦遗滑精。

【来源】《古今医方集成》。

# 方名笔画索引

# 方名拼音索引